Herzinfarkt und seine Intensivbehandlung

Herzinfarkt und seine Intensivbehandlung

von
Torbjörn Lundman
Lars Mogensen
Erik Orinius

Übersetzung nach der 4. Auflage in Schweden (Herbst 1973)
von
Andreas Rat

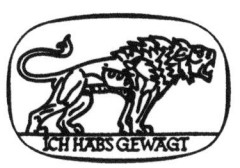

SPRINGER-VERLAG BERLIN HEIDELBERG GMBH

1. schwed. Auflage   8000 Expl.
2. schwed. Auflage 10000 Expl.
3. schwed. Auflage   8000 Expl.
4. vorbereitete Auflage   5000 Expl.

Englische Auflage in Vorbereitung

Die Filme der Abbildungen wurden von der
schwed. Originalausgabe verwendet.
Aus diesem Grund ergibt sich teilweise
eine Doppelbezeichnung, z. B. $CR_2 = V_3$.

© Springer-Verlag Berlin Heidelberg 1974
Ursprünglich erschienen bei J.F. Lehmanns Verlag 1974

Alle Rechte vorbehalten
Gesamtherstellung: Fa. Universal, München

ISBN 978-3-540-79781-4   ISBN 978-3-662-26816-2 (eBook)
DOI 10.1007/978-3-662-26816-2

Inhaltsverzeichnis

Herzinfarkterkrankung 7
Patologie 7
Symptome 8
Diagnose 9
Serumenzyme 9
EKG 10
Übrige diagnostische Hilfsmittel 14
Behandlungsprinzipien 15

Komplikationen beim Herzinfarkt 16
ARRHYTHMIE 17
Reizleitungssystem und EKG – Bestandteile 17
Einteilung der Arrhythmien 18
Ursachen der Arrhythmien 20
Klinische Bedeutung der Arrhythmien 22

    I.   Anormale Impulsbildung 23
           A. Sinusrhythmen 23
               Sinustachycardie 23
               Sinusbradycardie 23
               Sinusarrhythmie 24
               Sino – auriculärer Block und Sinusstop 24
           B. Vorhofrhythmen 25
               Vorhofrhythmus 25
               Vorhoftachycardie 25
               Vorhofflattern 26
               Vorhofflimmern 27
           C. AV – Rhythmen 28
               AV – Rhythmus 28
               AV – Tachycardie 28
               Supraventriculäre Extrasystolen 28
           D. Kammerrhythmen 29
               Kammerrhythmus 29
               Schneller Kammerrhythmus 30
               Kammertachycardie 30
               Ventrikuläre Extrasystolen 33
               Aberrationen 33
               Kammerflimmern 34

    II.   Abnorme Impulsfortleitung 35
          AV – Block I 35
          AV – Block II 35
          AV – Block III 36
          Asystolie 39
          Schenkelblock 39

III. Kombinationen von Rhythmen 42
　　　　AV – Dissoziation 42

HERZINSUFFIZIENZ 43
SCHOCK 45
HERZRUPTUR 48
EMBOLIEN 48
PERICARDITIS 49
PMI – SYNDROM 49

Herzinfarktstationen 50
Auswahl der Patienten 51
Infarkt – Krankenschwester 51
Aufgaben der Krankenschwester 51
Verantwortungsfrage 54
Räumlichkeiten 55
Ausrüstung 55
Nachbehandlungsstation 55
Entwicklung 56

Arrhythmiedeutung 57

EKG – Beispiele zur Deutung 59

Herzinfarkterkrankung

Pathologie

Grunderkrankung beim Herzinfarkt ist Arterienverkalkung = Arteriosklerose in herzeigenen = Herzkranzgefäßen. Arterienverkalkung schreitet sukzessiv ohne Symptome im Verlauf mehrerer Jahre fort und besteht aus fetten Ablagerungen an den Gefäßwänden; mit der Zeit bilden sich gelbliche Flecken – sogenannte Plaques, die teilweise das Bindegewebe umwandeln und verkalken. Auf diese Weise werden die Arterien verengt und somit können Symptome in Form von Brustschmerzen oder Angina Pectoris aufkommen, wenn der gesteigerte Bedarf an Herzmuskeldurchblutung bei Anstrengung nicht mit ausreichender Blutpassage in den verengten Arterienabschnitten zu vereinbaren ist. Ein daraufhin einsetzender Zirkulationsmangel bewirkt keine Veränderungen der Herzmuskulatur = des Myocards. Wenn die Blutversorgung einer der Muskelpartien unterdessen stark herabgesetzt oder ganz unterbrochen wird, können die Herzmuskelfasern nicht überleben und ein Herzinfarkt entsteht. Bei der Obduktion sieht man oft einen frischen Blutpfropf – einen Thrombus in einem Kranzgefäß, aber die Frage, ob es sich um eine beitragende Ursache für den Infarkt handelt, oder ob er erst danach entsteht, ist noch nicht geklärt. Manchmal sieht man auch eine Blutung unter einem Plaque und die dadurch plötzlich entstehende Verengung der Gefäße trägt zum Infarkt bei. An den darauffolgenden Tagen strömen weiße Blutkörperchen an den Rand des infarzierten Gebietes und sie resorbieren in den nächsten Wochen die toten Herzmuskelfasern. Zu gleicher Zeit wächst das Bindegewebe hinein und wenn nach ein bis zwei Monaten der Heilungsprozeß gänzlich abgeschlossen ist, ist der verletzte Herzmuskelabschnitt zu einer Bindegewebsnarbe umgewandelt. Aber mit dem Herzinfarkt ist ein Teil der Kontraktionskraft des Myocards für immer verlorengegangen.

Herzinfarkt

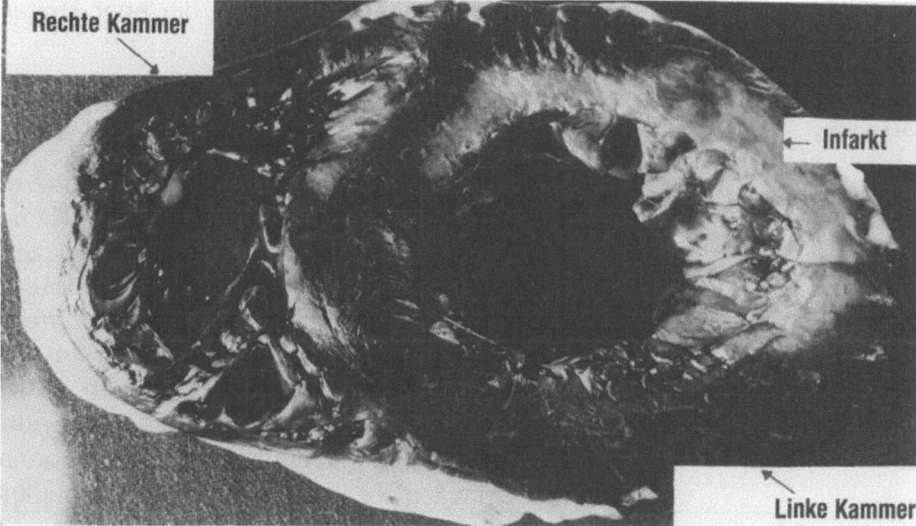

Abb. 1 Querschnitt des Herzens mit Infarkt, teilweise transmural, in der Hinterwand der linken Kammer.

Herzinfarkte sind hauptsächlich im Myocard der linken Kammer lokalisiert (Abb. 1), können aber manchmal auf die rechte Kammer oder Vorhöfe übergreifen. Ein Infarkt kann sehr unterschiedlich groß sein, und wenn er sehr groß ist, etwas mehr als ⅔ der linken Kammer, führt er immer zum Tode. Auch ein kleiner Herzinfarkt kann einen tödlichen Ausgang haben, wenn das gestörte elektrische Verhalten in der Umgebung zu einer irreversiblen Rhythmusstörung oder zur Ruptur der Kammerwände führt.

Symptome

Schmerzen

Das gewöhnliche Anfangssymptom beim Herzinfarkt sind Brustschmerzen, die meistens mitten in der Brust sitzen. Von dort können sie in verschiedene Richtungen ausstrahlen, z. B. quer über den Brustkorb, in einen oder beide Arme, hinauf bis zum Kiefer oder in den Rücken. Manchmal können die Schmerzen in der Magengegend verspürt werden. Die Patienten beschreiben nicht immer ein Unbehagen in der Brust als Schmerzen, sondern manchmal als ein zusammenschnürendes oder auseinandersprengendes Gefühl, oder als Druck über der Brust. Diese Symptome beim Infarkt sind anhaltend und unabhängig von Atmung oder Lage des Körpers. Gewöhnlich erreichen sie ihr Maximum nicht sofort, sondern brauchen dafür mehrere Minuten. Diese Symptome dauern mehr als 30 Minuten, oft mehrere Stunden und manchmal sogar Tage.

Gleiche Symptome, aber mit einer Dauer von höchstens 10 min., ausgelöst gewöhnlich durch körperliche Anstrengung oder psychische Anspannung, bezeichnet man als Angina Pectoris. Ein Anfall der Angina Pectoris verschwindet im Unterschied zu Infarktsymptomen, wenn der Patient sich entspannt oder eine Kapsel Nitroglyzerin einnimmt. Angina Pectoris wird genauso wie Herzinfarkt durch unzureichende Durchblutung eines Teils des Myocards verursacht, aber die Ischämie bei Angina Pectoris ist so kurz, daß die Herzmuskelfasern überleben, d. h., daß kein Infarkt entsteht.

Gleiche Symptome wie bei Angina Pectoris, aber mit einer Dauer zwischen 10 und 30 Minuten sind manchmal Zeichen für ein Infarkt, müssen es aber nicht sein. So lang dauernde anginöse Schmerzen, wie auch kurzdauernde aber kräftige, oder Schmerzen die eher später als früher anfangen, sind manchmal ein Infarktvorzeichen.

Psychische und vegetative Reaktionen

Der akute Herzinfarkt wird außer von Brustschmerzen auch von Angstgefühl, Übelkeit, Erbrechen und Ausbrüchen von kaltem Schweiß begleitet.

Lungenödem

Herzinfarkt kann sich auch oft in einer anderen Weise manifestieren. Ein Infarkt bildet sich gewöhnlich in der linken Kammer aus und reduziert somit ihre Kontraktionskraft. Dabei entsteht ein Stau im Lungenkreislauf mit erhöhtem Druck in Venen und Kapillaren. Besonders ausgeprägt wird dies bei älteren Patienten mit einer schon von früher her stammenden Schwäche der linken Kammer. Die Druckerhöhung im Lungenkreislauf kann so weit gehen, daß Flüssigkeit aus den Kapillaren in die Lungenbläschen durchsikkert und so ein Lungenödem mit röchelnder Atmung und schwerer Atemnot entsteht. Das Lungenödem ist beim Infarkt normalerweise ein Anfangssymptom und muß nicht von Brustschmerzen begleitet sein.

Schock

Ein ausgedehnter Infarkt kann auch das Pumpvermögen des Herzens so herabsetzen, daß eine ausreichend große Durchblutung verschiedener Organe und Körperteile nicht aufrechterhalten werden kann. Dabei ist der Blutdruck niedrig und wenn zu gleicher Zeit eine psychische Beeinflussung als Zeichen einer unzureichenden Gehirndurchblutung, kalte Extremitäten als Ausdruck schlechter Hautdurchblutung und kleine Urinmengen als Zeichen für schlechte Nierenperfusion vorliegen, spricht man von Schock.

Ohnmacht, Kreislaufstillstand

Ohnmacht kann ein Anfangssymptom beim Herzinfarkt sein. Auslösender Mechanismus dabei ist für gewöhnlich eine plötzliche Rhythmusstörung, entweder so, daß die Kammern völlig zu schlagen aufhören – Asystolie, oder

Mors subita

daß deren Muskelfasern völlig unabhängig voneinander sich kontrahieren – Kammerflimmern. In beiden Fällen entsteht Kreislaufstillstand, der sehr schnell mit Ohnmacht als einzige Folge beseitigt werden kann, aber manchmal ist dieser Zustand irreversibel und endet tödlich. Plötzlicher Tod – Mors subita kann auch eine Folge von Herzinfarkt sein. Schließlich kommen auch sogenannte stumme Herzinfarkte vor, die sich überhaupt ohne irgendwelche Symptome ausbilden. Stumme Herzinfarkte sieht man vor allem bei älteren Menschen und oft in Zusammenhang mit anderen Krankheiten, besonders in ihrem letzten Stadium.

Diagnose

Ein Erkrankter mit konstantem Druck oder Schmerz mitten in der Brust, Lungenödem, Schock und bzw. oder Bewußtlosigkeit soll auf Herzinfarkt verdächtigt werden. Mit einer normalen ärztlichen Untersuchung kann man den Verdacht nicht untermauern. Um die Diagnose sicherzustellen, muß man Serumenzyme bestimmen und EKG schreiben, oft mehrere Tage nacheinander.

SERUMENZYME

GOT, GPT
LDH
LDH$_t$, CPK

Enzymdiagnostik beruht darauf, daß absterbende Zellen verschiedene Enzyme freisetzen und zwar im gleichen Verhältnis wie innerhalb der Zelle. Enzyme können im Blut nachgewiesen werden und beim Verdacht auf Herzinfarkt bestimmt man normalerweise folgende Enzyme: Glutamat – Oxalacetat – Transaminase GOT, Glutamat – Pyruvat – Transaminase GPT, Lactat – Dehydrogenase LDH bzw. LD und die hitzestabilen LDH – Isoenzyme LDH$_t$ und schließlich Creatininphosphokinase CPK. GOT kommt in hoher Konzentration in Skelettmuskulatur, Myocard und Leber vor. GPT findet man in Leber, Myocard und Skelettmuskulatur, aber in einer viel höheren Konzentration in Leber als in der Muskulatur. LDH ist in Muskulatur, Leber und roten Blutkörperchen vorhanden und LDH$_t$ im Myocard und roten Blutkörperchen. CPK schließlich findet man vor allem in Myocard und Skelettmuskulatur. Je nach der Menge der Enzyme in Herzmuskelzellen, Anzahl der zerstörten Zellen und Menge der Ausscheidung durch die Nieren leitet man einen echten Maßstab des Serums beim Herzinfarkt. Andere Enzymmengen sehen wir bei Schäden anderer Organe. Nach einem akuten Herzinfarkt beginnt GOT im Serum nach 4–6 Stunden zu steigen (Abb. 2), erreicht das Maximum nach 12–36 Stunden und sinkt anschließend langsam innerhalb von 4–5 Tagen bis zu normalen Werten ab. GPT steigt oft langsamer an und erreicht ihr Maximum nach 24–48 Stunden, das in unkomplizierten Fällen nicht so hoch wie das der GOT ist. Bei Leberschäden gibt es auch erhöhte GOT- und GPT-Werte, aber hier sind im Gegensatz zum Infarkt die GPT- höher als die GOT-Werte. Ein solches Bild sieht man bei Patienten, bei denen sich der Herzinfarkt in der rechten Kammer zusammen mit Leberstau ausbildet. LDH und LDH$_t$ steigen nach 8–16 Stunden an, erreichen das Maximum nach 1–3 Tagen, normalisieren sich langsamer und erst nach 5–10 Tagen erreichen sie ungefähr die normalen Werte. Wenn LDH ohne LDH$_t$ steigt, muß die LDH-Steigerung auf etwas anderem als einem Herzinfarkt beruhen, weil LDH$_t$ ein Teil von LDH ist, die beim akuten Infarkt steigt. CPK steigt bereits nach 2–6 Stunden, erreicht ihr Maximum nach 8–20 Stunden und sinkt schnell – schon nach 1–2 Tagen können sich die Werte normalisieren. Betreffend CPK soll man daran denken, daß große körperliche Anstrengung vor der Untersuchung schon ausreichend sein kann, daß ihre Werte steigen. Darum sagt ein erhöhter CPK-Wert nicht viel aus, wenn eine körperliche Anstrengung der stationären Aufnahme unmittelbar vorausging. Um eine Infarktdiagnose mit Hilfe von Enzymen zu stellen, muß man Blutproben an 3–4 darauffolgenden Tagen nach der Einlieferung entnehmen, um das typische Bild für den Infarkt zu bekommen (Abb. 2).

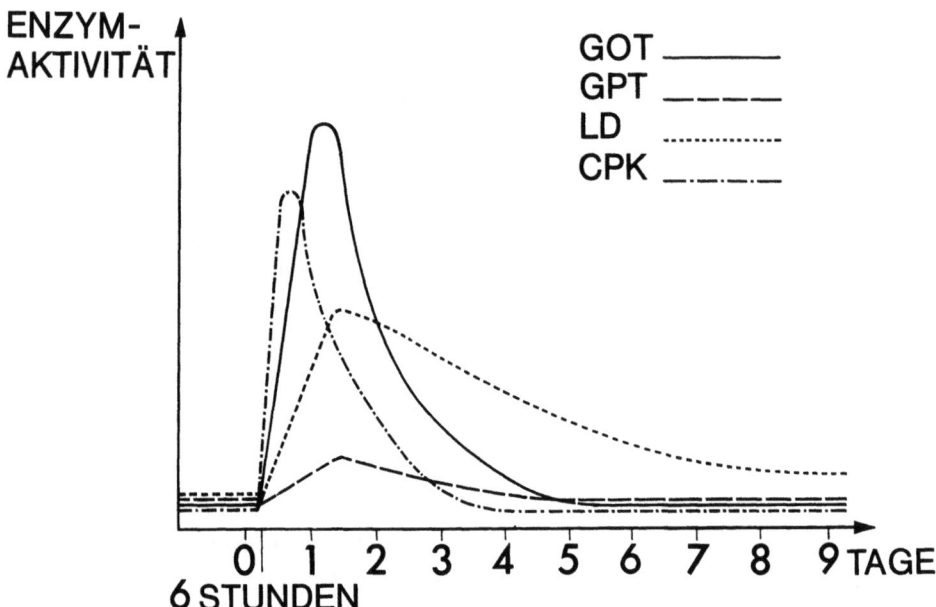

Abb. 2 Beispiel für Enzymwertverlauf beim Herzinfarkt.

Auf einen einzigen Enzymwert soll man sich nicht verlassen. Die Sicherheit der Enzymdiagnose steigt, wenn man mehrere Proben jeden Tag nimmt; sogar kleine Infarkte können auf diese Weise diagnostiziert werden.

EKG

Grundlagen

Die elektrische Aktivität des Herzens ist sehr schwach, aber man kann sie von der Körperoberfläche ableiten. In einem EKG-Apparat können diese elektrischen Veränderungen so verstärkt werden, daß sie ein Galvanometer in Gang zu setzen vermögen, das mit einem Schreiber versehen ist (Abb. 3). Mit Hilfe eines Knopfes am EKG-Gerät kann man die Verstärkung so regulieren, daß ein Millivolt einen Ausschlag von 10 mm gibt. Die Papiergeschwindigkeit kann bei schreibenden EKG-Geräten von 5 mm/sec bis 100 mm/sec eingestellt werden. Die gebräuchliche Geschwindigkeit beträgt 50 mm/sec, aber beim Studium von Arrhythmien wählt man oft 25 oder 10 mm/sec.

EKG für Infarktdiagnostik

Ein diagnostisches EKG umfaßt 12 Ableitungen. Ableitung I registriert Spannungsunterschiede zwischen rechtem und linkem Arm, Ableitung II zwischen rechtem Arm und linkem Bein und Ableitung III zwischen linkem Arm und linkem Bein. Elektrodenansatzstellen und Farbmarkierung werden aus der Abb. 4 sichtbar. Diese drei Ableitungen werden gewöhnlich Standardableitungen genannt und geben schematisch das Einthoven'sche Dreieck wieder (Abb. 5). Registriert man dagegen die Spannungsunterschiede zwischen einer der drei Extremitäten und der beiden anderen zusammengenommen,

Abb. 3 Bestandteile des EKG. P-Welle wird durch Vorhofaktivierung verursacht, Q-, R- und S-Zacken ergeben zusammen den QRS-Komplex und entstehen durch Kammeraktivierung. T-Wellen stellen die Ruhelage, die Repolarisation der Kammern dar.

Abb. 4 Anschluß der Extremitätenelektroden. Die schwarze Elektrode dient der Entstörung.

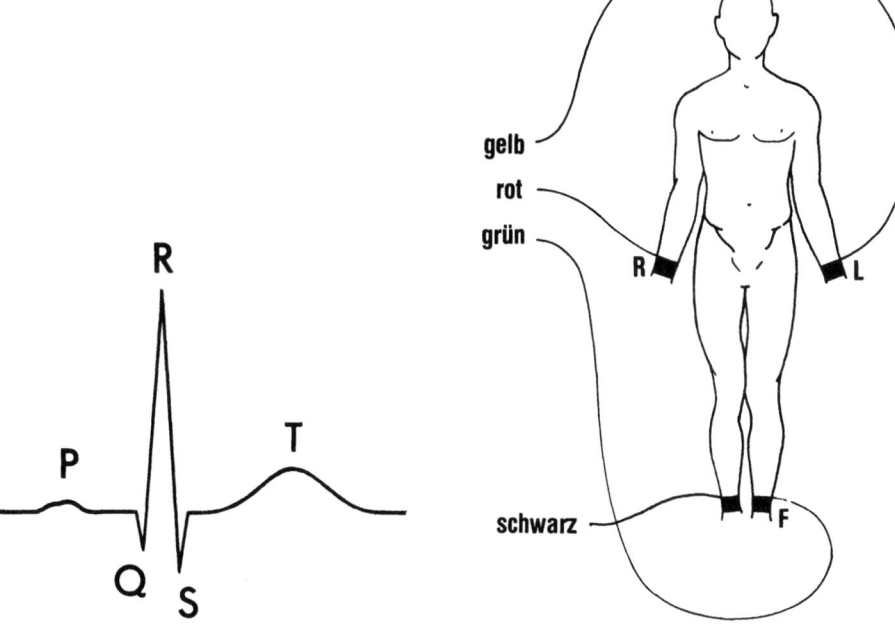

so bekommt man die sogenannten aV – Ableitungen (Abb. 6). Die, die das ungefähre Potential des rechten Armes registriert, wird aVR genannt, aVL ist für den linken Arm und aVF für das linke Bein zuständig. Diese sechs Ableitungen spiegeln die Herzaktivität an verschiedenen Stellen der Frontalebene wider (Abb. 7). Ableitungen I und aVL spiegeln hauptsächlich die laterale Wand der linken Kammer, III und aVF geben die untere – hintere Wand der linken Kammer wieder. Die sogenannten Brustwandableitungen = Präcordialableitungen oder V-Ableitungen werden zwischen dem „Massenmittelpunkt" (der durch Zusammenlegen der drei Extremitätenanschlüsse

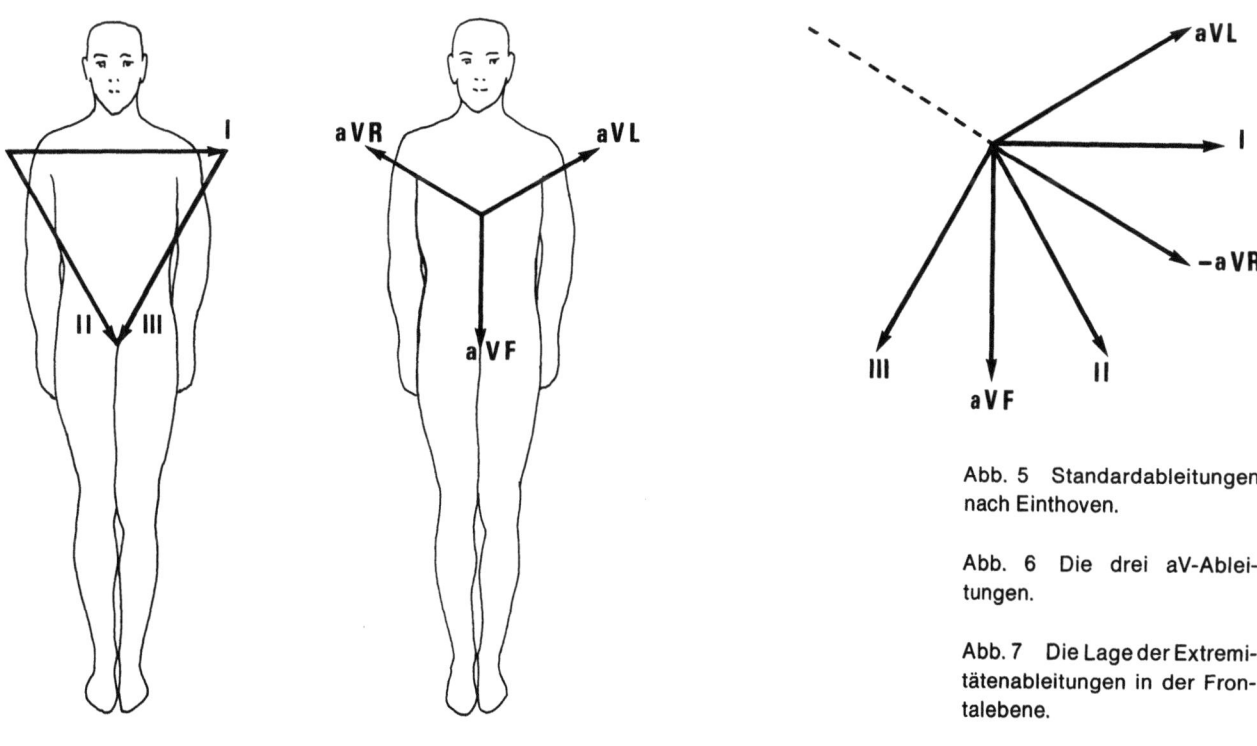

Abb. 5 Standardableitungen nach Einthoven.

Abb. 6 Die drei aV-Ableitungen.

Abb. 7 Die Lage der Extremitätenableitungen in der Frontalebene.

geschaffen wird) und verschiedenen Punkten auf dem Brustkorb über dem Herzen gemessen (Abb. 8).

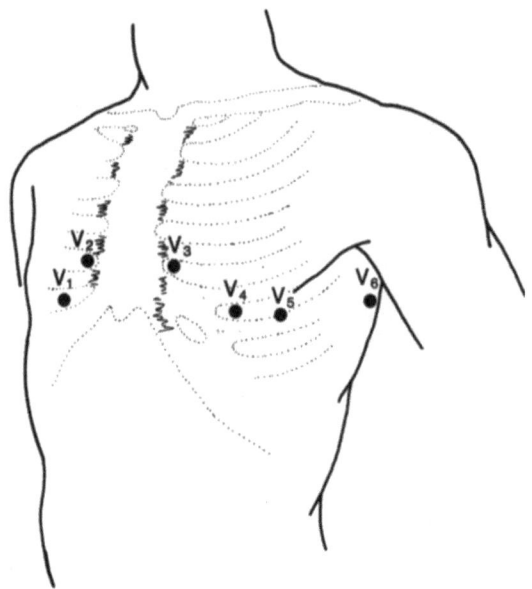

Abb. 8 Anschluß der Brustelektroden.

Man könnte sagen, daß sie das Herz an sechs verschiedenen Stellen in der Horizontalebene wiedergeben. Ableitungen V_1 und V_2 spiegeln vor allem die rechte Kammer, Ableitungen V_3, V_4 und V_5 die vordere Wand der linken Kammer und V_6 deren laterale Wand.

Infarkt-EKG
ST-Erhöhung

Gleich nach der Infarzierung werden normalerweise die EKG-Veränderungen sichtbar. Innerhalb einer oder mehrerer Stunden bildet sich eine ST-Strecken-Erhöhung aus im Verhältnis zum PQ-Strecken-Niveau, der Abstand von QRS verschwindet, daraufhin kommt eine pathologische Q-Zacke und eine negative = nach unten gerichtete T-Welle zustande (Abb. 9).

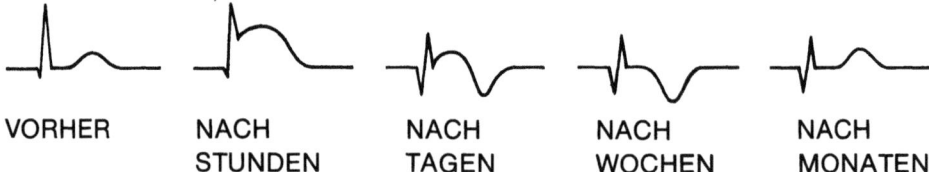

Abb. 9 EKG-Entwicklung beim Herzinfarkt.

VORHER NACH STUNDEN NACH TAGEN NACH WOCHEN NACH MONATEN

Diese Veränderungen erscheinen in den Ableitungen als Spiegelbild der infarzierten Teile des Herzens. In der Abb. 10 sieht man ein EKG-Bild im frühen Stadium des Vorderwandinfarktes.

In Extremitätenableitungen kann die ST-Strecken-Erhöhung nur $\frac{1}{2}$–2 mm betragen und leicht zu übersehen sein. Die Aufzeichnung der Brustableitungen ist oft größer und deutlicher. Andererseits kann eine normale ST-Erhöhung in Ableitungen V_2 und V_3 bis zu 2 mm betragen. Da aber die ST-Strecke beim Infarkt auch sofort ihre Form ändert, kann man eine normale ST-Erhöhung von einer pathologischen unterscheiden. Normalerweise ist die ST-Strecke nach oben konkav und wird bei Infarkt konvex (Abb. 9 und 10). Diese ST-Veränderung ist Ausdruck für eine lokale Zellschädigung in einem begrenzten Areal und kommt darum nur in manchen Ableitungen vor.

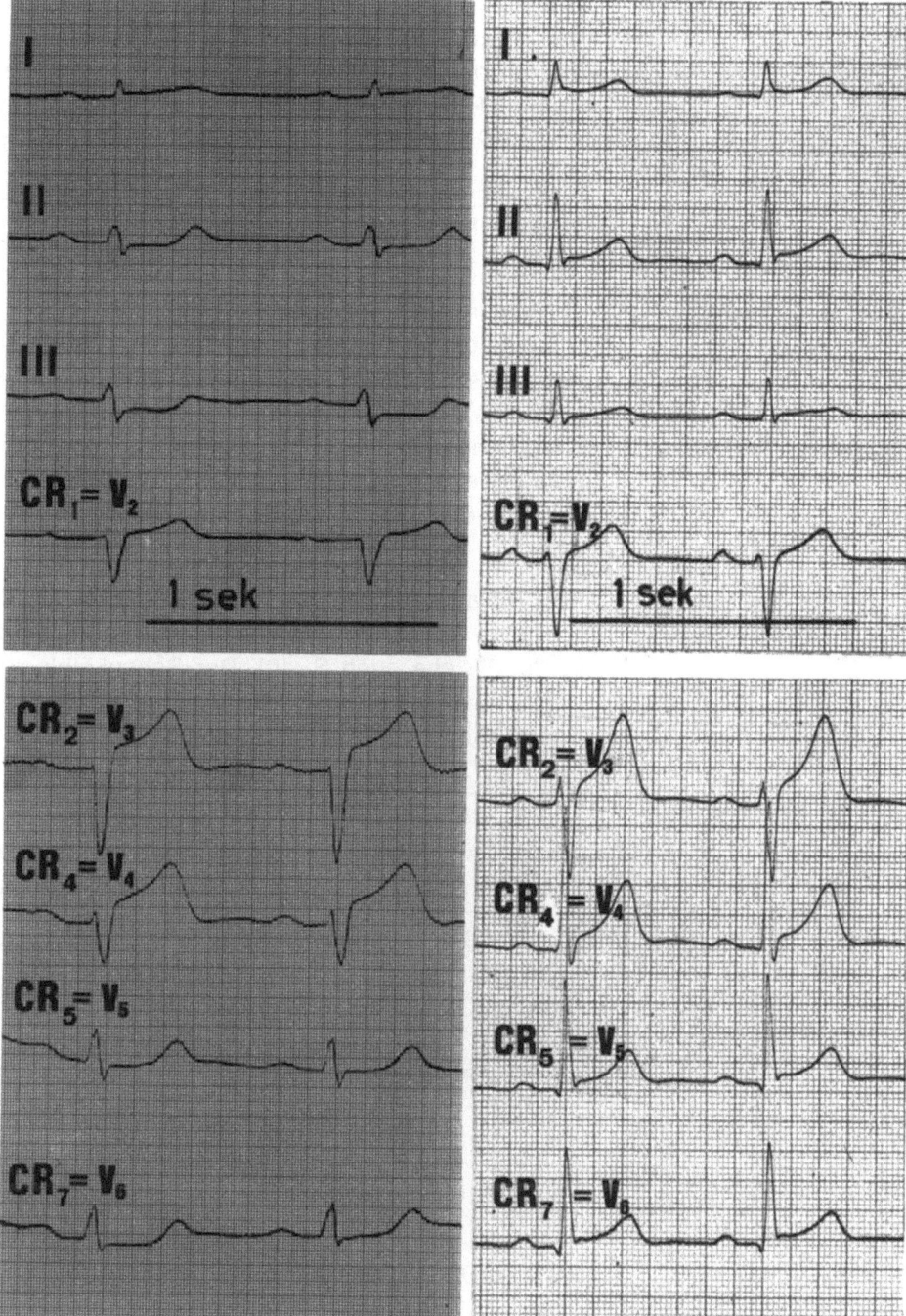

Abb. 10 Beispiel für Herzinfarkt-EKG. ST-Erhöhungen in V_{2-4} – Folglich Infarkt der Vorderwand. Das Entstehen von pathologischen Q- und T-Wellen-Negativität sagt aus, daß es ein frischer Infarkt ist.

Abb. 11 Beispiel eines EKG bei akuter Pericarditis. ST-Erhöhungen in allen Ableitungen.

Pericarditis – EKG

Findet man eine Erhöhung in allen Ableitungen, kann dies ein Bild von Pericarditis sein (Abb. 11). Die Brustschmerzen bei diesen Patienten ändern sich mit der Atmung und manchmal mit der Körperlage. Dabei kann man über dem Herzen ein reibendes Geräusch hören, das oft schnell wieder verschwindet. Sogar bei Pericarditis kann manchmal eine Enzymwertsteigerung vorkommen, aber sie ist nur gering.

Nach einigen Tagen beginnen die ST-Erhöhungen zu verschwinden und zu gleicher Zeit die Änderungen in QRS-Komplex und T-Welle sich zu entwikkeln. QRS-Veränderungen können eigentlich aus der Schrumpfung der R-Zacke oder auch aus einer Vertiefung und Verbreiterung der Q-Zacke entste-

R-Zacke
Q-Zacke

hen. Damit sie als pathologisch angesehen werden kann, sollte die Q-Zacke breiter als 0,03 sec, oder tiefer als ¼ der R-Zacke sein. Man kann sagen, daß die R-Zacke pathologisch ist, wenn sie kleiner ist als die R-Zacken in den angrenzenden Brustableitungen links und rechts. QRS-Veränderungen sind Ausdruck für den Zelltod und darum die einzigen spezifischen Infarktzeichen. QRS-Veränderungen bleiben normalerweise bestehen.

T-Welle

T-Veränderungen äußern sich in ihrer Negativität = in der Umkehrung. Sie verschwinden erst nach Monaten.

Transmuraler Infarkt

Diese Veränderungen in QRS, ST und T gelten bei den Infarkten, die bis zum Epicard reichen – transmurale Infarkte – EKG-mäßig die gewöhnlichsten. Infarkte, die im Myocard nahe dem Endocard und nicht dem Epicard liegen, geben nur ST- und T-Veränderungen und die ST-Strecke ist hier nicht erhöht sondern gesenkt, manchmal stark. ST-Senkungen können auch viele andere Ursachen haben, nicht nur den subendocardiellen Infarkt. Kleinere ST-Senkungen in den Ableitungen V_4–V_6 sind z. B. normal bei Patienten, die mit Digitalis behandelt werden, oder es in den letzten Wochen eingenommen haben.

Subendocardieller Infarkt

Eine Voraussetzung für diese QRS-, ST- und T-Veränderungen ist, daß sie nur dann für den Infarkt bezeichnend sind, wenn kein Linksschenkelblock vorliegt (siehe auch S. 40). Der Schenkelblock kann gleiche Zeichen wie beim Infarkt haben, kann aber auch aus anderen Gründen entstehen und hat darum keine diagnostische Bedeutung für den Infarkt.

Um die Lokalisation des Infarktes festzustellen, prüft man, welche Ableitungen Veränderungen zeigen. Der Infarkt bildet sich oft an mehr als einer Wand aus und es kommen verschiedene Kombinationen vor. Der Infarkt der rechten Kammer ist schwer zu diagnostizieren und ist relativ selten.

An den dem infarzierten Gebiet gegenüberliegenden Wänden sieht man manchmal Umkehrung von Infarktveränderungen. Bei einem Hinterwandinfarkt mit ST-Erhöhungen in den Hinterwandableitungen II, III und aVF sieht man z. B. ST-Senkungen in I ohne daß unbedingt ein subendocardieller Infarkt der Lateralwand vorliegt.

Ungefähr ⅓ der Patienten weist EKG-Zeichen eines Infarktes bei der Aufnahme vor, ⅓ zeigt sie später, während das übrige Drittel ohne EKG-Veränderungen erkrankt.

ÜBRIGE DIAGNOSTISCHE HILFSMITTEL

Die entzündlichen Reaktionen um und im Infarktherd verursachen eine Steigerung der Anzahl von weißen Blutkörperchen – Leukozyten, Erhöhung der Blutsenkungsgeschwindigkeit und die Patienten haben gewöhnlich eine leichte Temperaturerhöhung während 2–7 Tagen. Dieser Befund ist unspezifisch im Vergleich mit EKG- und Enzymhaushaltveränderungen. Wichtig ist, daß wir beim Infarkt nicht vergessen dürfen, auch andere Symptome mit gleichem Erscheinungsbild zu beobachten wie Lungenembolie, Pneumonie, Pericarditis, Pneumothorax, Aortaaneurysmen, Ösophagusruptur, Ösophagitis, Hirnhautentzündung und Tietze'sches Syndrom mit akutem Bauchzustand.

Behandlungsprinzipien

Alle Patienten mit Verdacht auf frischen Herzinfarkt sollen von Anfang an im Bett liegen. Der Kopf soll genauso hoch wie der übrige Körper gelagert werden. Die Kost soll leicht sein und wenn notwendig, sollen Laxantia verabreicht werden. Ruhigstellung bringt das Risiko von Venenthrombosen mit sich und darum soll mit Antikoagulationsbehandlung z. B. in Form von Dicumarol angefangen werden.

Bei Schmerzen werden Analgetika vom Morphintyp verabreicht. Sie verursachen manchmal Übelkeit oder Erbrechen als Nebenwirkung und können sogar Bradycardie, Hypotension und im schlimmsten Fall vorübergehende Ohnmacht bewirken. In ausreichend großen Dosierungen können diese Analgetika Atmungsbeschwerden nach sich ziehen. Ältere Menschen sind besonders empfindlich und darum werden ihnen verminderte Dosen verabreicht, genauso wie Patienten mit Hypotension.

Das Komplikationsrisiko beim Infarkt nimmt sehr schnell ab und am Ende der ersten Woche ist es so gering, daß die Patienten für wenige Stunden im Gang sitzen können. In der zweiten Woche können die Patienten mit Gehen anfangen und in der dritten oder vierten Woche können die meisten das Krankenhaus verlassen. Anschließend sollen ein bis zwei Monate Erholung im Sanatorium folgen.

Komplikationen beim Herzinfarkt

Arrhythmie

Insuffizienz der linken Kammer Lungenödem, Schock Herzruptur

Septumruptur

Papillarmuskelruptur

Arterienembolien

Pericarditis
PMI

Die meisten Herzinfarktpatienten leiden irgendwann während des Krankheitsverlaufes unter einer Komplikation. Praktisch bei allen kommen Rhythmusstörungen – Arrhythmie vor. Die meisten Arrhythmien entstehen in den ersten Tagen und sind von geringer Bedeutung. Vor allem während der ersten Stunden, aber auch später im Infarktverlauf können lebensgefährliche Arrhythmien aufkommen. Ca. 60% der Patienten erleiden eine Insuffizienz der linken Kammer, wovon bei einem kleineren Teil, ca. 10% Lungenödem und bei 5% Schock entsteht. Bei 1–2% der Fälle entwickelt sich eine Herzruptur. Wenn der Infarkt in der Kammerzwischenwand lokalisiert ist, so sind Voraussetzungen für eine Septumruptur gegeben. Sogar Papillarmuskeln können in einem infarzierten Gebiet einbezogen werden und damit kann entweder eine Ruptur oder Insuffizienz des Papillarmuskels mit einer darauffolgenden Mitralisinsuffizienz entstehen. Am Endocard über dem Infarktgebiet entwickeln sich manchmal Thromben, sog. murale Thromben, die sich lösen, dem Blutstrom folgen und Arterienembolien entwickeln können. Wenn die Embolien im Gehirn entstehen, kann dies zu Lähmungen und Sprachstörungen führen. Ein Infarkt, der sich in der ganzen Wand der linken Kammer ausbildet – transmuraler Infarkt, führt manchmal zu einem entzündlichen Prozeß des Pericards – Pericarditis. Eine spätere Komplikation ist der sog. Post-Myocard-Infarkt-Syndrom – PMI, dessen Kennzeichen Fieber, unspezifisches Krankheitsgefühl mit ausgesprochener Müdigkeit, Pleuraexsudat, Pericardexsudat und hohe Blutsenkungsgeschwindigkeit sind.

Viele der Komplikationen kommen gewöhnlich im höheren Alter vor und auch die Krankenhaussterblichkeit beim Herzinfarkt steigt mit dem Alter (Abb. 12).

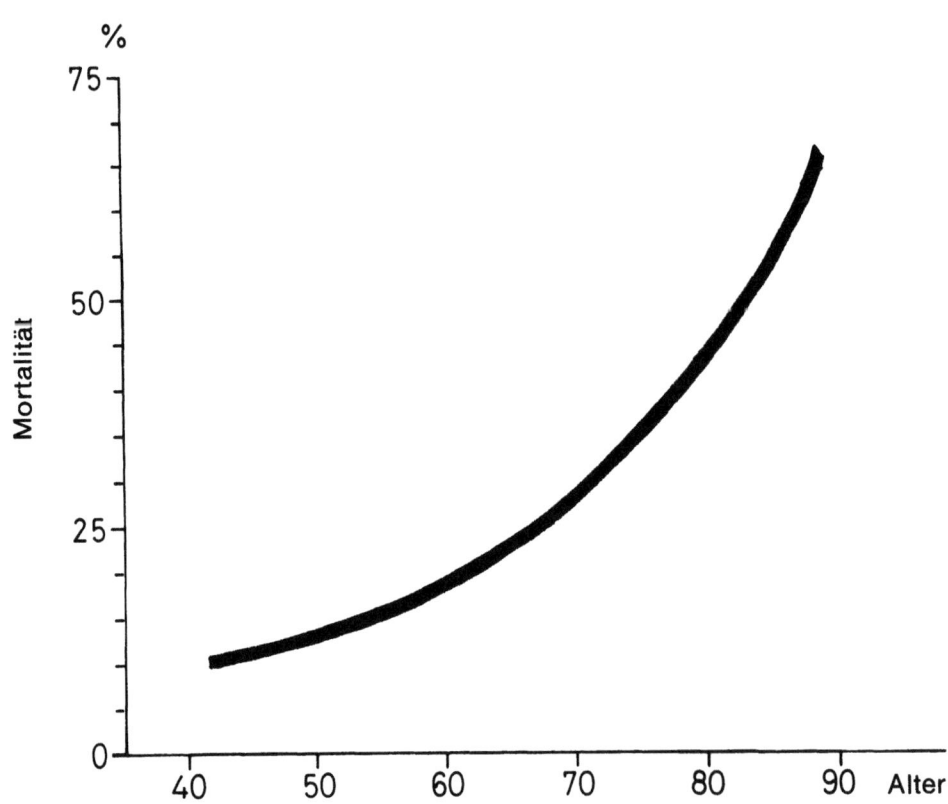

Abb. 12 Krankenhausmortalität beim Herzinfarkt in Abhängigkeit von Alter.

Arrhythmie

Der Sinusrhythmus mit einer Frequenz zwischen 50 und 100 Schlägen pro Minute ist ein normaler physiologischer Herzrhythmus in Ruhe und für alle anderen Rhythmen wird die Bezeichnung Arrhythmie angewandt. Die Bezeichnung beinhaltet unregelmäßigen Rhythmus, zu langsame oder zu schnelle Herzaktion, Rhythmus mit anderem Impulsursprung als Sinusknoten und verschiedene Überleitungsstörungen vom Sinusknoten zum Vorhof, vom Vorhof zum AV-Knoten und später vom His'schen Bündel bis zu den Kammern. Der normale Sinusrhythmus wird so charakterisiert, daß er regelmäßig eine Frequenz von 50–100 Schläge/min hat, daß P-Wellen positiv in Ableitungen I und II sind, daß man eine P-Welle vor jedem QRS-Komplex findet, daß die PQ-Zeit sich zwischen 0,12 und 0,22 sec bewegt und daß der QRS-Komplex schmal ist, d. h. von höchstens 0,10 sec Dauer.

Sinusrhythmus

Sinusknoten

Impulsbildung

Die Impulse für eine Herzkontraktion kommen vom sog. Sinusknoten im rechten Vorhof. Wie oft dieser Knoten sich entlädt, wird vom Gleichgewicht zweier entgegenwirkender Teile des autonomen Nervensystems, dem Sympathicus und dem Vagus bestimmt (Abb. 13a). Der Sympathicus ist der treibende, während der Vagus der beruhigende Teil ist. Bei Anstrengung dominiert die Sympathicusaktivität, die eine schnellere Impulsbildung im Sinusknoten bewirkt. Bei Ruhe überwiegt der Vagus und die Herzaktivität ist niedriger. Impulse vom Sinusknoten aktivieren die am nächsten gelegenen Muskelfasern im Vorhof; deren Depolarisation wiederum die weiter gelegenen Fasern. So gesehen geht ein Impuls vom Sinusknoten zu beiden Vorhöfen. Die Vorhofaktivierung verursacht die P-Welle im EKG. Im niedrigeren Teil der Vorhofzwischenwand = Vorhofseptum führt der Impuls zum sogenannten AV-Knoten mit einer gewissen Aktivierungsverzögerung. Die Verzögerung bewirkt, daß die Vorhöfe sich nicht zu schnell in die Kammern entleeren.

AV-Knoten
Impulsüberleitung

His'sches Bündel
Rechter Schenkel
Linker Schenkel
vorderer Ast

Vom AV-Knoten setzt sich das Reizleitungssystem als sogenanntes His'sches Bündel am Kammerseptum entlang fort, das sich weiter unten in zwei sogenannte Schenkel, einer in die rechte, der andere in die linke Kammer, teilt (Abb. 13b). Der linke Schenkel teilt sich schnell in einen vorderen Ast zu

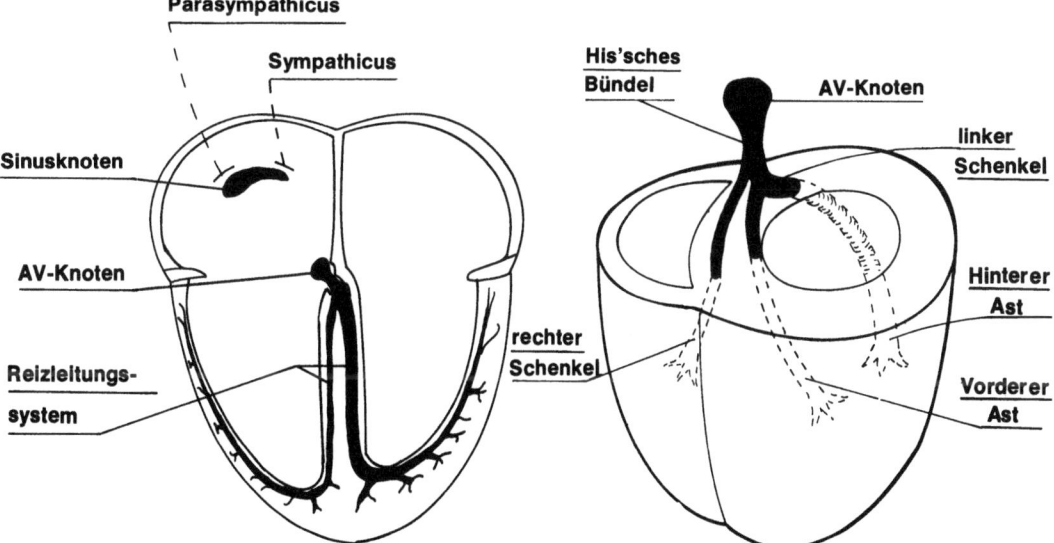

Abb. 13 Gebilde des Herzens für Impulsbildung und Impulsfortleitung. a) Das ganze Herz von Vorne gesehen. b) Aufteilung des Reizleitungssystems in rechten Schenkel und vorderen und hinteren Ast des linken Schenkels.

hinterer Ast

Kammeraktivierung

vorderen und einen hinteren Ast zu hinteren Teilen der linken Kammer. Wenn der Impuls das His'sche Bündel erreicht, beginnt sich das Septum zu aktivieren. Wir sehen dies als eine „Zacke" am EKG, die sich Q-Zacke nennt, wenn sie nach unten und R-Zacke, wenn sie nach oben gerichtet ist. Den Abstand zwischen dem Beginn von P und dem Beginn von Q nennt man PQ-Zeit und dies ist der Ausdruck für die gesamte Verzögerung auf dem Impulsweg vom Vorhof zum AV-Knoten. Ein Augenblick nach dem Kammerseptum werden die übrigen Kammerteile aktiviert. Die Impulse gehen durch die Purkinje-Fasern des Reizleitungssystems schnell zur Innenseite der Kammern, zu den subendocardiellen Teilen und verbreiten sich von dort etwas langsamer quer durch die Herzmuskulatur – dem Myocard – zur Außenseite der Kammern – den Subepicardteilen. Die Kammeraktivierung ergibt auf dem EKG die erste nach oben gerichtete Zacke, der anschließend eine oder zwei weitere folgen. Nach oben gerichtete Zacken werden R-Zacken genannt. Eine nach unten gerichtete Zacke nennt man Q, weil sie vor R und die andere S, weil sie nach R kommt. Zusammen nennt man diese Zacken QRS-Komplex, welches also die Kammeraktivierung bzw. Depolarisation darstellt. Die Breite des QRS-Komplexes gibt die Zeit für die Aktivierung der Kammermuskulatur wieder und wird von den Kammerkontraktionen begleitet.

Gleich nach dem QRS-Komplex kommt eine Zacke, die T-Welle genannt wird und die Wiederherstellung der Kammer-Repolarisierung darstellt. Die Strecke zwischen dem letzten Teil des QRS-Komplexes und dem ersten Teil der T-Welle nennt man ST-Strecke.

Einteilung der Arrhythmien

I ANORMALE IMPULSBILDUNG

Arryhtmien, die auf einer Störung der Impulsbildung beruhen, erhalten ihren Namen nach dem Impulsursprung und Frequenz.

Benennung	Impulsursprung	Impulsfrequenz/min
A. Sinusrhythmon:	Sinusknoten	
Sinusbradycardie		< 50
Sinustachycardie		> 100
Sinusarrhythmie		
Sinusstop		
B. Vorhofrhythmen:	Vorhof	
Vorhofrhythmus		< 100
Vorhoftachycardie		100–ca. 200
Vorhofflattern		ca. > 200–350
Vorhofflimmern		(> 350)
Vorhofextrasystolen		
C. AV-Rhythmen:	AV-Knoten bzw. His'sches Bündel	
AV-Rhythmus		< 100
AV-Tachycardie		> 100
AV-Extrasystolen		

D. Kammerrhythmen:	Kammer	
Kammerrhythmus		< 50
Schneller Kammerrhythmus		50–100
Kammertachycardie		100–250
Kammerflimmern		(> 250)
Kammerextrasystolen		

II. ANOMALE IMPULSFORTLEITUNG

Benennung	Lokalisation der Anormalität	EKG-Bild
A. Sinoauriculärer (SA-)Block	Sinusknoten oder angrenzende Vorhofteile	Wegfall von P
B. Atrioventrikulärer (AV-)Block:		
AV-Block I	Normalerweise AV-Knoten oder His'sches Bündel	PQ-Verlängerung
AV-Block II	AV-Knoten, His'sches Bündel oder übrige Teile beider Schenkel	Manche Ps gehen nicht dem QRS voraus
AV-Block III	AV-Knoten, His'sches Bündel oder übrige Teile beider Schenkel	Nach keinem P folgt QRS (beim regelmäßigen Abstand)
C. Schenkelblock:		
Links- oder Rechtsschenkelblock	Rechter oder linker Schenkel	Breite QRS
Partieller Rechts- oder Linksschenkelblock	Gewisse Teile des rechten oder linken Schenkels	QRS an der Grenze zwischen Breit und Normal
Linksanteriorer oder linksposteriorer Hemiblock	Vorderer bzw. hinterer Ast des linken Schenkels	Formverändertes QRS
D. Präexcitation (WPW)	eine zusätzliche oder schnellere Verbindung zwischen Vorhof und Kammer	Verkürzte PQ-Zeit und langsames Ansteigen der ersten QRS-Teile, Delta-Welle

III. KOMBINATION VON RHYTHMEN

Benennung	Mechanismus	EKG-Bild
AV-Dissoziation	Vorhof und Kammer werden jeweils von den eigenen Impulsursprüngen aktiviert	Kein konstanter Zusammenhang zwischen P und QRS
„Ventricular capture"	Im Zeitabschnitt des Kammerrhythmus werden die Kammern von einem Vorhofimpuls kurz vor dem nächsten Kammerimpuls erreicht und aktiviert	Ein Rhythmus von breiten QRS-Komplexen wird von einem schmalen und zu zeitigen QRS-Komplex unterbrochen
Fusionsschlag	Kammern werden gleichzeitig von einem Vorhof- und einem Kammerimpuls aktiviert	Ein QRS-Komplex, der ganz anders ist, als die zwei gewöhnlichen Typen

URSACHEN DER ARRHYTHMIEN

Sinusrhythmus

Normalerweise werden Impulsbildungen und deren Frequenz im Sinusknoten vor allem vom vegetativen Nervensystem beeinflußt. Wenn der Sinusknoten bei Sinusbradycardie, Sinusstop oder sinoauriculärem Block nicht ausreicht, den Rest des Herzens zu aktivieren, kann diese Aufgabe von anderen Stellen der Impulsbildung übernommen werden. Die nächst schnellste Stelle ist der AV-Knoten oder das His'sche Bündel, und er ist gewöhnlich der erste „Stellvertreter" für den Sinusknoten. In diesem Falle sprechen wir vom AV-Rhythmus. Manchmal kommt es vor, daß ein Vorhof die Impulsbildung übernimmt – Vorhofrhythmus. Wenn weder die Sinus- noch die AV-Knoten-Frequenz ausreichen, sind es Purkinje-Fasern der Kammer, die dann die höchste Eigenfrequenz besitzen und die Aktivierung der Kammern übernehmen – Kammereigenrhythmus. Dasselbe wird der Fall sein, wenn die Impulse vom Vorhof sich auf Grund von AV-Block III nicht bis zu den Kammern ausbreiten können.

AV-Rhythmus
Vorhofrhythmus

Kammereigenrhythmus

Ersatzschlag

Oft ist die Frequenzminderung in höheren Impulsbildungsstellen kurzzeitig und tiefer gelegene Stellen vermögen nur den einen oder anderen Schlag auszulösen. Dies nennt man Ersatzschlag.

Vorhof, AV-Knoten, His'sches Bündel und Purkinje-Fasern können indessen Impulsgeber für das Herz auch bei anderen Ursachen sein, nämlich wenn deren Eigenfrequenz aus Gründen zustande kommt, die mit Infarkterkrankung zusammenhängen. So gesehen können Vorhofrhythmus, Vorhoftachycardie, schneller Kammerrhythmus und Kammertachycardie aufkommen. Dasselbe gilt für Vorhofflattern, AV-Rhythmus und AV-Tachycardie. Diesen Rhythmen gehen oft voraus oder folgen Extrasystolen – ES vom entsprechenden Impulsursprung. Wenn das His'sche Bündel für ES oder Rhythmus verantwortlich ist, kann man auf einem normalen EKG dies nicht von einem AV-Knoten unterscheiden und in diesem Fall gibt es für beides die Bezeichnung AV-Knoten-Rhythmus.

Tachyarrhythmie

ES

Bei allen diesen Rhythmen werden die Herzmuskelfasern in einer bestimmten Ordnung aktiviert. Bei beiden, Vorhöfen und Kammern, kann indessen die Aktivierung in eine totale Unordnung geraten und so führen die Aktivierungsimpulse zu keiner Kontraktion der Herzräume. Sie stehen still und „zittern" dafür – man nennt diesen Rhythmus Flimmern. Vorhofflimmern bedeutet vor allem, daß die Vorhofkontraktionen wegfallen, die zur Füllung der Kammern beitragen, während Kammerflimmern zum Kreislaufstillstand führt.

Vorhofflimmern

Kammerflimmern

Es gehört zur Seltenheit, daß der Sinusknoten oder dessen gesamte Umgebung infarziert. Dasselbe gilt auch für den AV-Knoten und noch weniger für das His'sche Bündel. Dagegen erleiden diese Stellen manchmal Ischämie- oder Ödembildung im Zusammenhang mit Infarzierung der benachbarten Gebiete und dann können die Impulsfortleitungen erschwert werden oder gänzlich aufhören. So gesehen entstehen SA- und AV-Block. Beim AV-Block I wird der Impuls auf seinem Weg von den Vorhöfen in die Kammern nur verzögert, aber beim AV-Block II können gewisse Impulse z. B. jeder zweite nicht durchkommen und beim AV-Block III oder dem sog. Totalen Block kommen überhaupt keine Impulse von den Vorhöfen zu den Kammern durch.

SA-, AV-Block

Schenkelblock

Bei Infarkt, Ödem oder Ischämie in einem Schenkel kommen die Vorhofimpulse auf dem normalen Wege und in der normalen Zeit in eine der Kammern und von dort aus wird daraufhin die andere Kammer mitaktiviert. Die Kammer mit einem Block in ihrem Schenkel wird damit später als die andere aktiviert und dadurch wird QRS mehr oder minder breit. Beim Block des linken Schenkels im vorderen oder hinteren Ast ist es ein kleines Gebiet, das später aktiviert wird und darum wird QRS nicht so sehr verbreitert. Wenn sowohl der rechte Schenkel und z. B. der vordere Ast des linken Schenkels gänzlich blockiert sind, während der hintere nicht sehr beschädigt ist, können manche Impulse (z. B. jeder zweite) durchgehen und dadurch ein AV-Block II entstehen. Wenn beide Schenkel geschädigt sind, folgt gezwungenermaßen ein Totaler Block.

Präexcitation

Manche Menschen haben eine angeborene zusätzliche Verbindung zwischen Vorhof und Kammer außerhalb des gewöhnlichen Fortleitungssystems. Diese Tatsache kann, und dies beruht also nicht auf einem Infarkt, zur Kammeraktivierung auf zwei Wegen führen. Auf Grund dieses zweiten Aktivierungsweges brauchen die Impulse eine kürzere Zeit als über den AV-Knoten und so wird die PQ-Zeit kürzer als sonst. Diese Zusatzverbindung endet nicht mit den Purkinje-Fasern und die Aktivierung scheint langsamer als sonst zu sein, was zum weniger steilen Beginn des QRS-Komplexes führt. Die Reste von Q- oder R-Zacken haben dann normales Aussehen und dies zeigt, daß die Kammern auch aktiviert werden und zwar auf dem normalen Wege mit der üblichen schnelleren Ausbreitung innerhalb der Kammer.

AV-Dissoziation

Unter dem Begriff der AV-Dissoziation versteht man, daß sowohl Vorhof als auch die Kammer von ihren eigenen Impulsgebern aktiviert werden, z. B. Vorhöfe vom Sinusknoten und Kammern vom AV-Knoten oder Vorhöfe vom Sinusknoten und Kammern von irgendwelchen anderen Impulsgebern. AV-Dissoziation kann prinzipiell aus drei Gründen einsetzen:

1. die Sinusfrequenz wird so verringert, daß tiefer gelegene Impulsgeber im AV-Knoten in Aktion treten;

2. Impulsbildungsstellen im AV-Knoten, His'schen Bündel und Kammern steigern ihre Frequenz so, daß sie die der Vorhöfe übersteigt, wie z. B. bei AV-Tachycardie und Kammertachycardie; und schließlich

3. ein totaler Block (für Impulsausbreitung von Vorhöfen in die Kammern) führt zum Eigenrhythmus der Kammern, während zur gleichen Zeit die Vorhöfe in ihrem Rhythmus schlagen.

Auf dem EKG zeigt sich die AV-Dissoziation so, als ob kein konstanter Zusammenhang zwischen P und QRS bestünde. Unregelmäßigkeiten in diesem Rhythmus können auf der sog. „ventricular capture" beruhen. Wenn nämlich die Vorhöfe unter einer Periode von z. B. Kammertachycardie ein Impuls aussenden gerade in diesem Augenblick, wo die Kammern repolarisiert werden und gleich danach sich selbst wieder aktivieren sollen, bricht der Rhythmus zusammen und der breite QRS-Komplex wird schmal. Diese zufällige Aktivierung der Kammern von oben kann auch im gleichen Augenblick eintreffen, wenn Kammern und ein anderes Gebiet sich selbst zu aktivieren beginnen – dabei bekommen wir einen QRS-Komplex, der sich sowohl von den normalen breiten, von den Kammern ausgelösten, als auch von dem schmalen vorhofausgelösten „Kammer-Capture-Komplex" unterscheidet und der ein Zwischending von den beiden ist – ein Fusionsschlag. Dieser Fusionsschlag ist die beste Stütze, die wir für die Diagnose Kammertachycardie besitzen.

Ventricular capture

Fusionsschlag

KLINISCHE BEDEUTUNG VON ARRHYTHMIEN

Fast alle Patienten mit Herzinfarkt haben meistens in den ersten Tagen irgendeine Form von Arrhythmie. Arrhythmien können mehr oder minder gefährlich sein und sowohl bei kleinen als auch bei großen Infarkten vorkommen. Es ist gerade bei kleinen Infarkten mit tödlichen Arrhythmien der Fall, wo man gesagt hat, daß das Herz „zu gut zum Sterben" war. Solche tödlichen Arrhythmien sind Kammerflimmern und Asystolie. Sie bewirken Kreislaufstillstand und nach ca. 10 sec Bewußtlosigkeit. Dies kann einen tödlichen Ausgang haben, wenn der Kreislaufstillstand nicht innerhalb von 5 min. unterbrochen wird. Aussichten für eine erfolgreiche Behandlung werden dabei mit jeder Minute kleiner. Sogar nach ca. 5 min. kann manchmal die Herzaktion wieder in Gang gesetzt werden, aber das Gehirn hat schon dann einen irreversiblen Schaden erlitten – Hirntod.

Kammerflimmern Asystolie

Kammerflimmern und Asystolie teilt man in primäre und sekundäre ein. Unter sekundären versteht man solche Arrhythmien, denen Herzinsuffizienz oder Schock vorausgingen, oder die von Arzneimitteln oder Pacemaker-Kathetern ausgelöst wurden. Der Unterschied ist in der Praxis wichtig, da die Prognose bei den primären Arrhythmien viel besser ist.

Man kann auch Arrhythmien grob nach der **klinischen** Bedeutung in gutverlaufende, gefähr iche und tödliche einteilen. Doch die meisten Arrhythmien sind gefährlich mehr auf Grund der Beeinflussung der Kammerfrequenz und viel weniger weil sie therapeutisch resistent sind.

Gutverlaufend	**Gefährlich**	**Tödlich**
Sinustachycardie	Sinusbradycardie	Kammerflimmern
Sinusarrhythmie	Vorhoftachycardie	Asystolie
Sinusstop	Vorhofflattern	
Vorhofextrasystolen	Vorhofflimmern	
Vorhofrhythmus	AV-Rhythmus	
AV-Extrasystolen	AV-Tachycardie	
AV-Block I	AV-Block II	
Schenkelblock	AV-Block III	
Vereinzelte Kammerextrasystolen	Frequente multifokale springende, vorzeitige Ventrikel Extrasystolen – VES	
Schneller Kammerrhythmus	Kammertachycardie	

Arrhythmien können den Kreislauf aufgrund von drei unterschiedlichen Ursachen ungünstig beeinflussen:

Bradyarrhythmie

1. Die langsamen Arrhythmien – Bradyarrhythmien führen zu einer verminderten Zirkulation – Herzminutenvolumen, was auf der Anzahl der Schläge pro min. beruht. Bei jüngeren Patienten kann das Herz die langsamere Frequenz mit „mehr Blut bei jedem Schlag" – einem größeren Schlagvolumen kompensieren. Bei älteren Leuten und vor allem bei Infarktkranken kann das Schlagvolumen nicht genug steigen. Die gewöhnlichen Symptome bei einer ausgesprochenen Bradyarrhythmie sind Müdigkeit, Blässe, Schwindel und psychische Beeinträchtigung.

Tachyarrhythmie

2. Die schnellen Arrhythmien – Tachyarrhythmien können auch zum verminderten Herzminutenvolumen führen. Das Herz arbeitet dabei so schnell, daß die Kammern sich in der Diastole nicht genug füllen können, wodurch das

HMV sinkt. Tachyarrhythmien können auch zu Angina Pectoris (AP) führen. Der Kreislauf in den herzeigenen Arterien = Coronargefäßen wird vor allem in der Pause zwischen zwei Schlägen, in der Diastole vorangetrieben. Bei Tachycardie wird die Diastole mehr als die Systole verkürzt und darum kann der Coronarkreislauf unzureichend sein und Schmerzen kommen auf. Coronarkreislauf kann auch unzureichend werden, weil die Tachycardie normalerweise zu einem erhöhten Sauerstoffbedarf im Myocard führt.

Vorhofkontraktion

3. Das HMV wird auch kleiner, wenn die Vorhöfe sich nicht kontrahieren oder es im falschen Augenblick tun, wie z. B. beim Vorhofflimmern oder AV-Block III. Die Vorhofsystole trägt mit 10–25% zur Kammerfüllung und damit zum Schlagvolumen bei.

I. Anormale Impulsbildung

A. SINUSRHYTHMEN

Sinustachycardie

Bei Sinustachycardie verändert sich das EKG nur in so weit, daß die Frequenz über 100/min. beträgt, bei Infarktpatienten oft 110–120/min. (Abb. 14). Eine Sinustachycardie ist beim Herzinfarkt oft Ausdruck für einen umfassenden Herzschaden. Wenn das Schlagvolumen als Folge des Infarktes sinkt, wird dies dadurch kompensiert, daß die Herzfrequenz steigt. Eine konstante Sinustachycardie ist normal beim Beginn einer Infarkterkrankung und sie verschwindet allmählich innerhalb der ersten Tage. Eine vorübergehende Sinustachycardie kommt bei körperlichen und psychischen Anstrengungen vor.

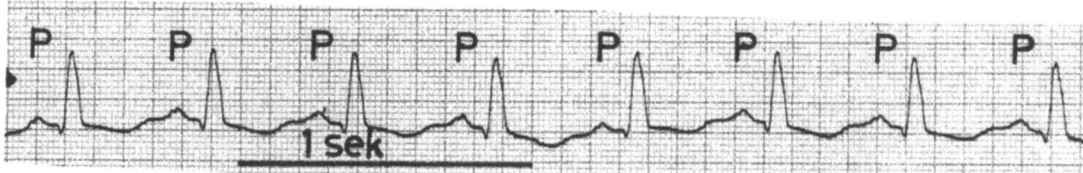

Abb. 14 **Sinustachycardie.** QRS-Frequenz beträgt 125/min – Tachycardie. In den Ableitungen I und II war P positiv – folglich Sinustachycardie.

Die Sinustachycardie muß von einem 2:1 blockierten Flattern unterschieden werden (Abb. 22). Der einzige Unterschied ist, daß bei Sinustachycardie die P-Welle vor jedem QRS-Komplex zu finden ist, während bei einem 2:1 blockierten Flattern zwei P-Wellen pro QRS-Komplex vorhanden sind. Eine P-Welle liegt an der gewohnten Stelle vor dem QRS-Komplex und die andere am Ende des QRS-Komplexes und kann manchmal nur sehr schwach ausgebildet sein.

Sinusbradycardie

Bei Sinusbradycardie ist der EKG normal, nur daß die Frequenz unter 50/min. liegt (Abb. 15). Sinusbradycardie ist selten beim Vorderwandinfarkt.

Parasympatholytica
Scopolamin®

Atropin

Absetzung der Digitalismedikation

Das Risiko bei Bradycardie ist teils eine Minderung des HMV, teils eine gestiegene Möglichkeit für andere Impulsbildungsstellen, sog. ektopische Foci, ein Herzschlag auszulösen. Sinusbradycardien sieht man oft nach Injektionen von Analgetica vom Morphiumtyp als Ausdruck für gesteigerte Vagusaktivität, und um dies zu überwinden kann man Präparate der Atropingruppe anwenden, die dem Vagus entgegenwirken, z. B. Scopolamin 0,06–0,12 mg i.v., eventuell auch höhere Dosen. Morphiumpräparate sollen in geringeren Dosen verwendet werden u. U. in Verbindung mit Scopolamin. Scopolamin schließlich soll bei Patienten mit einer Glaukom- oder Urinretentionanamnese nur dann verwendet werden, wenn es unbedingt notwendig ist. Atropin hat die gleiche Herzwirkung wie Scopolamin, kann aber bei hohen Dosen cerebrale Nebenwirkung vorweisen. Ursache für eine Sinusbradycardie kann manchmal ebenfalls Digitalis sein und darum soll auch eventuell die Digitalismedikation abgesetzt werden, auch wenn keine anderen Intoxikationssymptome vorliegen, wie z. B. Übelkeit oder Gelb-Sehen. Die Sinusbradycardie muß vom totalen Block unterschieden werden. Bei Sinusbradycardie geht jedem QRS-Komplex eine P-Welle voraus und beim totalen Block mehrere P-Wellen pro QRS-Komplex im variierenden Abstand.

Sinusarrhythmie

Bei Sinusarrhythmie ist das EKG normal, außer daß der P-QRS-Komplex nicht regelmäßig kommt, sondern mit variierenden Zwischenräumen (Abb. 16).

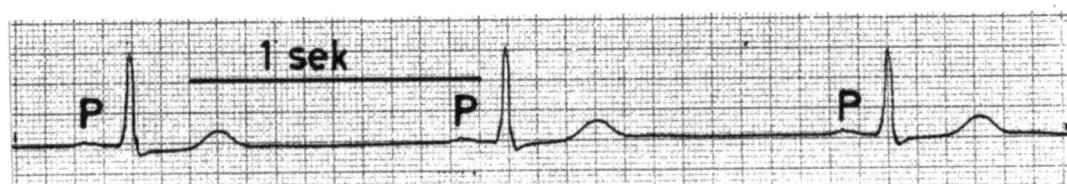

Abb. 15 **Sinusbradycardie.** QRS-Frequenz ist 46/min – Bradycardie. In Ableitungen I und II war P positiv – also Sinusbradycardie.

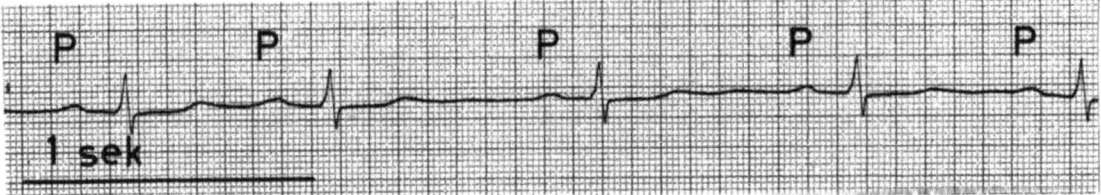

Abb. 16 **Sinusarrhythmie.** Wechselnde Frequenz und P mit gleichem Abstand vor jedem QRS.

Die Herzfrequenz wird höher bei Inspiration und kleiner bei Exspiration. Diese Arrhythmie ist ungefährlich und bedarf keinerlei Behandlung.

Sino-auriculärer Block und Sinusstop

Wenn die Fortleitung von Sinusimpulsen zum Vorhofmyocard erschwert oder aufgehoben ist, liegt ein sino-auriculärer Block – SA-Block vor; dies zeigt sich am Wegfall einer oder mehrerer P-Wellen (Abb. 17). Beim Sinusstop dagegen setzen die Impulsbildungen am Sinusknoten aus oder werden abgeschwächt, so daß die Vorhöfe nicht mehr von dort aktiviert werden – auch dies zeigt sich am Wegfall der P-Wellen. Oft werden sogar andere Foci im Vorhof unterdrückt, was man gewöhnlich beim Sinusstop nicht sieht und andere Impulsursprünge im Vorhof oder Knoten aktiviert – „Escape beats" –

„Escape beat"

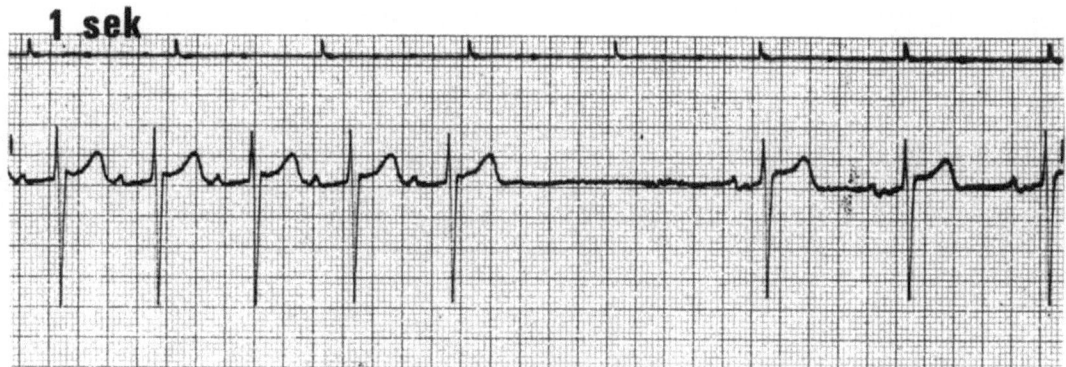

Abb. 17 **Sinusstop bzw. SA-Block.** Nach 5 sinusausgelösten Schlägen folgt eine 2 sec lange Asystolie. Nach der Asystolie kommen gleiche QRS-Komplexe wie vorher, aber ihnen voraus gehen P mit anderer Konfiguration – also Ersatzrhythmus von einem Vorhoffokus.

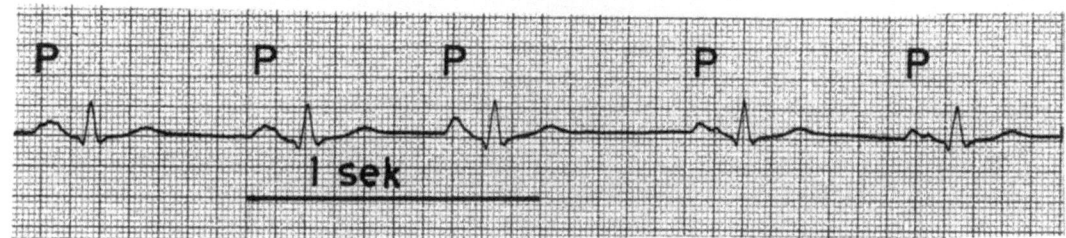

Abb. 18 **Vorhofrhythmus.** Nach zwei sinusausgelösten Schlägen kommt ein zu zeitiger Schlag mit gleichem QRS-Aussehen – eine supraventrikuläre Extrasystole. Anschließend Übergang zu einem Rhythmus mit einer Frequenz von 82/min mit gleicher Konfiguration wie vorher aber mit anderen P-Wellen – Vorhofrhythmus.

Ersatzschläge. Dies ist die am meisten verbreitete Regel beim SA-Block. SA-Block und Sinusstop sind oft Ausdruck für ein Vagusübergewicht, was durch eine Digitalis- bzw. Morphiumtherapie bewirkt worden sein kann.

B. VORHOFRHYTHMEN

Vorhofrhythmus

Der Impuls kann einem Focus im Vorhof entstammen und so kann eine Fortleitung entstehen, wo die P-Wellen ihr Aussehen verändern (Abb. 18). Wenn die Ableitungen I und II zur Verfügung stehen, sieht man oft, daß die P-Wellen nicht mehr positiv sind. Diese Arrhythmien sind gutverlaufend und bedürfen keinerlei Behandlung.

Vorhoftachycardie

Eine Vorhoftachycardie pflegt plötzlich zu beginnen und endet meistens ebenfalls plötzlich oder allmählich. Die Frequenzen liegen zwischen 140 und 200/min.

Druck auf Carotis

Auf dem EKG sieht man einen regelmäßigen Rhythmus der normalen QRS-Komplexe (Abb. 19), und wenigstens bei niederen Frequenzen kann man die vorangehenden P-Wellen nachweisen. Patienten spüren die Tachycardie als schnelles Herzklopfen, eventuell auch als Dyspnoe oder AP. Manchmal kann man diese Tachycardien mit einem Druck auf die Carotis zum Stillstand bringen, und dies sollte immer als erstes versucht werden. Wenn die Tachycardie bei AP, Herzinsuffizienz oder Hypotension besonders schnell sind,

Elektrokonvertierung soll man am besten die Elektrokonvertierung anwenden. Das geschieht in kurzer Narkose mit einem Elektroschock gegen die Brustwand. Der Elektro-

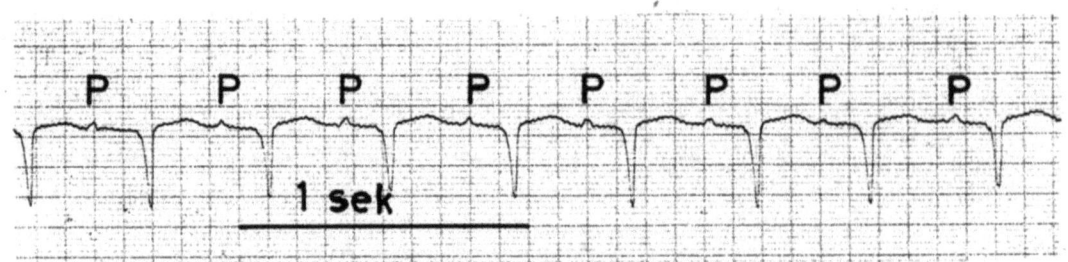

Abb. 19 **Vorhoftachycardie.** Regelmäßiger QRS-Rhythmus mit Frequenz von 145/min. Jedem QRS-Komplex geht eine P-Welle voraus, die in Ableitung I negativ war – folglich Vorhoftachycardie.

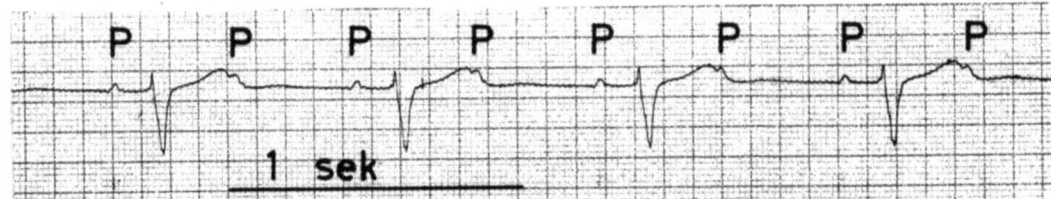

Abb. 20 **Vorhoftachycardie 2:1 blockiert.** QRS-Frequenz von 71/min. P auf absteigendem Teil von jedem T. P-Frequenz 142/min – also Vorhoftachycardie mit AV-Block II, 2:1.

schock depolarisiert gleichzeitig alle Muskelfasern im Vorhof und Kammern und schafft dadurch die Möglichkeit für den Sinusknoten, Oberhand zu gewinnen und wieder Impulsgeber zu werden. Bei einer unkomplizierten Tachycardie gibt man Digitalis z. B. g-Strophantin 0,25–0,50 mg i.v. und wiederholt den Carotisdruck nach einer halben Stunde.

Digitalis, Cedilanid® g-Strophantin

Wenn die Vorhoftachycardie mit AV-Block II gekoppelt ist, z. B. so, daß erst nach zwei P-Wellen ein QRS-Komplex folgt (Abb. 20), ist dies bei einem digitalisierten Patienten meistens Ausdruck für die Digitalisintoxikation – hier soll man Digitalis absetzen bzw. reduzieren.

Digitalisintoxikation

Vorhofflattern

Bei Vorhofflattern werden die Vorhöfe noch schneller aktiviert als bei Vorhoftachycardie, ca. 200–350 mal/min. Flattern führt darum fast immer zum AV-Block, so daß nur mancher, vielleicht jeder siebte Impuls zu den Kammern fortgeleitet wird. Der QRS-Rhythmus ist wenigstens streckenweise regelmäßig und zwischen den QRS-Komplexen sieht man in mindestens einigen Ableitungen eine sägezahnähnliche Grundlinie, bei der jeder Zahn eine P-Welle ist (Abb. 21). Dieses Muster ist leicht mit einem hochgradigen Block zu verwechseln, aber bei einem 2:1 Block zeigt sich eine P-Welle am Ende des QRS-Komplexes und dabei erinnert das EKG-Bild an eine Kammerfrequenz von knapp über 100/min. wie bei einer Sinustachycardie. Man soll darum immer daran denken, daß das, was wie eine Sinustachycardie mit einer Frequenz zwischen 100 und 150/min. aussieht, ein 2:1 blockiertes Flattern sein kann.

Carotisdruck

Der Carotisdruck ergibt meistens eine vorübergehend gesteigerte Blockierung und dabei kommen die P-Wellen in den längeren Zwischenräumen zwischen QRS-Komplexen besser zum Ausdruck. Um sicher zu gehen, wenn man die Blockierung nicht steigern kann, halbiert man den Abstand zwischen zwei P-Wellen und schaut genau nach, ob sich dort eine P-Welle befindet. In diesem Fall hat man einen besseren Erfolg, wenn man eine Elek-

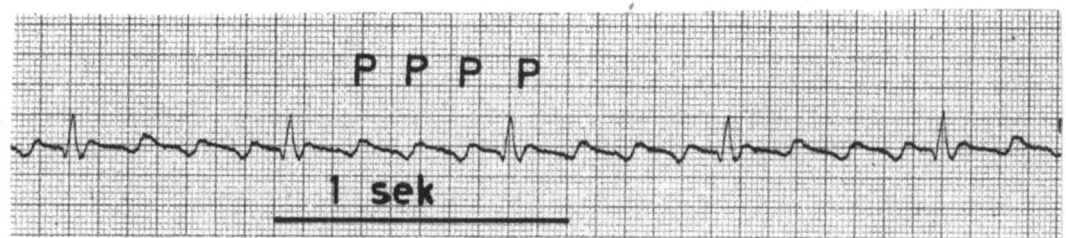

Abb. 21 **Vorhofflattern 4:1 blockiert.** Regelmäßiger QRS-Rhythmus mit Frequenz von 80/min. Basislinie ist sägezahnähnlich – Vorhofflattern. Vier P oder Zähne pro QRS – also 4:1-Blockierung.

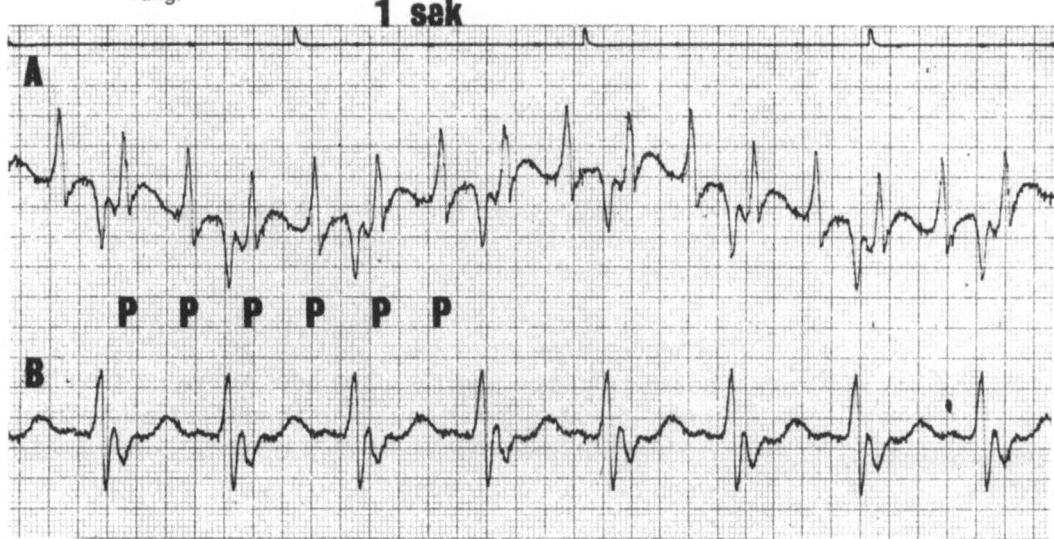

Abb. 22 **2:1 blockiertes Flattern.** A ist eine Ösophagusableitung. B eine Brustableitung. In B sieht man, daß die Kammerfrequenz 140/min beträgt. Beim ersten Blick auf B scheint es, als ob man vor jedem QRS ein P vorfinden würde, das jedoch verbreitert und abgeplattet ist. A zeigt dagegen, daß vor jedem (nach unten gerichteten) QRS zwei (nach oben gerichteten) P vorzufinden sind – also eine Vorhoffrequenz von 280/min, d. h. Flattern. QRS ist dabei laut A schmal und in B erscheint das eine P als negative Welle am Ende des QRS und das andere teilt die T-Welle in eine T- und eine falsche P-Welle auf.

Ösophagus-EKG

trode im rechten Vorhof oder im Ösophagus neben dem linken Vorhof setzt. Dabei werden die P-Wellen viel mehr verstärkt als die QRS-T-Komplexe und so kann man ersehen, ob eine oder zwei P-Wellen pro QRS-Komplex vorhanden sind (Abb. 22). Sogar Flattern kann zu Herzinsuffizienz oder AP und Hypotension beitragen und in diesem Falle soll man so schnell wie möglich mit Elektrokonvertierung beginnen. In anderen Fällen verwendet man Digitalis. Mit Digitalis senkt man die Kammerfrequenz, ohne daß das Fortleitungsvermögen des AV-Knotens gemindert wird. Ein anderes Präparat, das die gleiche Wirkung besitzt ist Verapamil.

Elektrokonvertierung
Digitalis

Isoptin®

Vorhofflimmern

Beim Vorhofflimmern sind es nicht wie bei Tachycardie oder Flattern schnelle rhythmische Kontraktionen der Vorhöfe, sondern völlig unregelmäßige sehr schnelle Aktivitäten (Abb. 23).

Die Muskelfasern in den Vorhöfen entladen sich in vollständiger Unordnung. Der QRS-Rhythmus ist normalerweise ganz unregelmäßig und P- oder Flatterwellen sind nicht zu erkennen, aber oft ein Kräuseln der Grundlinie. Manchmal zeigt das EKG einen Wechsel zwischen Flimmern und Flattern. Vorhofflimmern führt bei nicht digitalisierten Patienten gewöhnlich zu einer

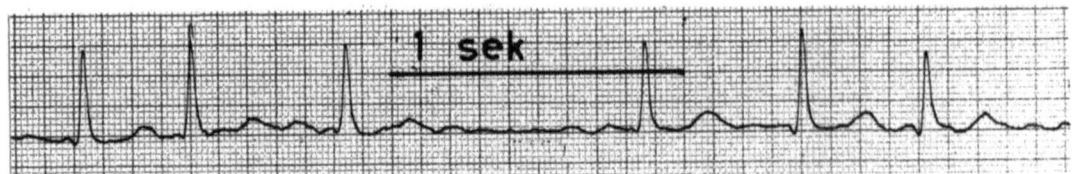

Abb. 23 **Vorhofflimmern.** Völlig unregelmäßiger QRS-Rhythmus mit einer Frequenz von 104/min. Viele ausgebildete P kann man nicht unterscheiden, sie sind aber sicher im langen Intervall zwischen den QRS-Komplexen 3 und 4 vorhanden, da die Basislinie gewellt ist – folglich Vorhofflimmern mit etwas erhöhter Frequenz.

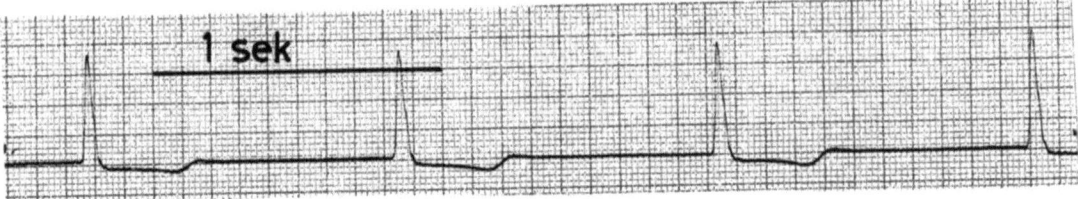

Abb. 24 **AV-Rhythmus.** Regelmäßiger QRS-Rhythmus mit einer Frequenz von 55/min. Die QRS-Komplexe haben normale Breite und P-Wellen oder Wellung der Basislinie sind nicht sichtbar – also AV-Rhythmus.

schnellen Kammerfrequenz. Dies erleben die Patienten als Herzklopfen und beschweren sich über Dyspnoe oder AP. Wenn das Flimmern durch Herzinsuffizienz, AP oder Hypotension kompliziert wird, soll man so schnell wie möglich mit Elektrokonvertierung beginnen. Sonst verabreicht man Digitalis, wenn die Kammerfrequenz über 100/min. beträgt. Das Flimmern hört nicht selten von allein auf.

Elektrokonvertierung
Digitalis

C. AV-RHYTHMEN

AV-Rhythmus

Wenn der Sinusknoten zu arbeiten aufhört oder wenn seine Frequenzen sehr verlangsamt werden, übernimmt normalerweise der AV-Knoten oder das His'sche Bündel die Rolle des Impulsgebers – ein Ersatzrythmus mit einer Frequenz von 40–70/min. (Abb. 24). Die Impulse gehen gewöhnlich vom AV-Knoten nicht nur nach unten zu den Kammern, sondern auch hinauf zu den Vorhöfen und man nennt dies eine retrograde Fortleitung – VA-Fortleitung. Die P-Wellen kommen hier unmittelbar vor oder nach den QRS-Komplexen, oder verstecken sich innerhalb der Komplexe. Die Behandlung wird mit Scopolamin – 0,06–0,12 mg i.v. vorgenommen, wobei eventuell Digitalis abgesetzt wird.

Scopolamin®
Absetzen von Digitalis

AV-Tachycardie

Sogar der AV-Knoten kann eine Tachycardie bewirken. Diese Tachycardie ist etwas gefährlicher als die Vorhoftachycardie gleicher Frequenz, weil bei der AV-Tachycardie die Kammerfüllung vermindert ist, da die Vorhofkontraktionen nicht zur rechten Zeit kommen. Eventuelle Digitalismedikation soll abgesetzt werden. Bei Komplikationen mit Herzinsuffizienz, AP oder Hypotension soll Elektrokonvertierung angewandt werden (Abb. 25).

Absetzen von Digitalis
Elektrokonvertierung

Supraventrikuläre Extrasystolen

Ektopische Foci in den Vorhöfen, im AV-Knoten und His'schen Bündel können einen zusätzlichen Schlag auslösen – supraventrikuläre Extrasystole – SVES.

SVES

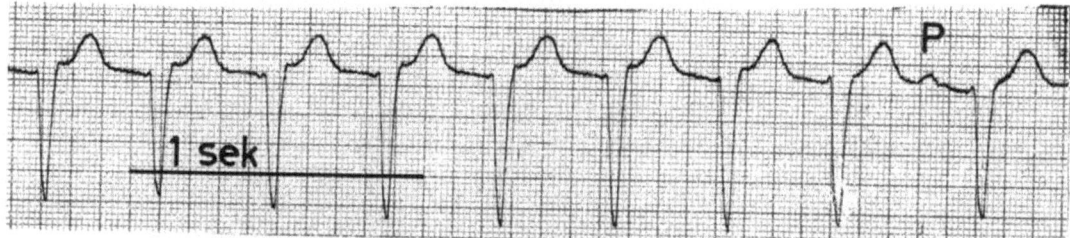

Abb. 25 **AV-Tachycardie.** Regelmäßiger QRS-Rhythmus mit einer Frequenz von 155/min. Vor den ersten 8 QRS-Komplexen sind keine P-Wellen vorhanden und die QRS haben normale Breite – AV-Tachycardie. Übergang zum Sinusrhythmus wird beim letzten QRS-Komplex sichtbar.

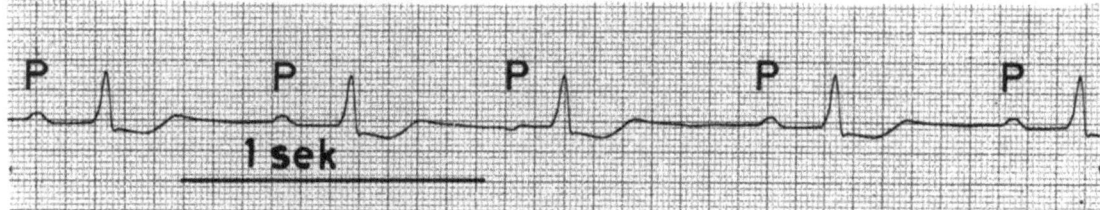

Abb. 26 **Supraventrikuläre Extrasystolen (SVES).** Nach zwei sinusausgelösten Schlägen folgt ein zu zeitiger QRS-Komplex gleichen Aussehens wie die vorhergehenden, dem aber eine anders aussehende P-Welle vorausgeht – folglich eine SVES.

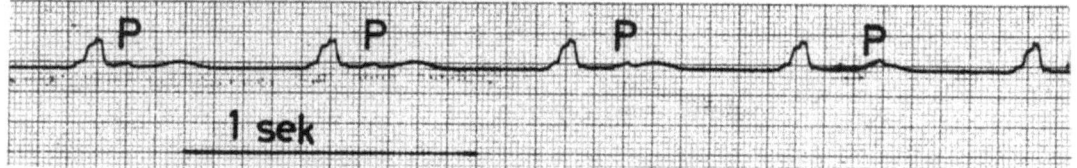

Abb. 27 **Schneller Kammerrhythmus.** P-Frequenz von 69/min. QRS-Frequenz von 74/min. QRS ist verbreitert und entsteht unabhängig von P – folglich wahrscheinlich Kammerrhythmus oder möglicherweise AV-Rhythmus mit Schenkelblock. Welcher von diesen es ist, kann man ohne Fusionsschlag nicht entscheiden und ein solcher ist nicht zu sehen.

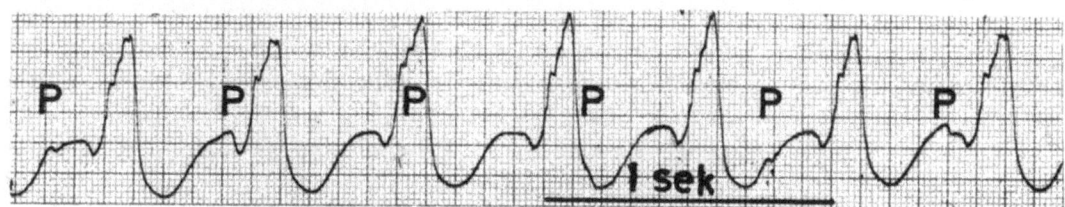

Abb. 28 **Kammertachycardie.** P-Frequenz von 98/min. QRS-Frequenz von 120/min. QRS ist verbreitert und entsteht unabhängig von P, also wahrscheinlich entweder Kammertachycardie oder AV-Tachycardie mit Schenkelblock.

Es gibt keine klinische Möglichkeit, sie voneinander zu unterscheiden, aber wohl von den ventrikulären Extrasystolen. Das Vorkommen von SVES steigt, wenn die Sinusfrequenzen niedriger werden (Abb. 26). Arrhythmien sind gutverlaufend und bedürfen keinerlei Behandlung, können aber Ausdruck für Herzinsuffizienz sein. Oft vorkommende SVES können auch als Vorzeichen für supraventrikuläre Tachyarrhythmien wie Vorhoftachycardie, Vorhofflimmern, Vorhofflattern und AV-Tachycardie sein.

D. KAMMERRHYTHMEN

Kammerrhythmus

Wenn mehr als zwei hintereinander von Kammern ausgelöste Schläge aufkommen, spricht man von Kammerrhythmus. Das sieht man z. B. beim

Schneller Kammerrhythmus

AV-Block III wenn ein Kammerfocus die Impulsbildung übernimmt. Eine dem Kammerfocus eigene Frequenz beträgt normalerweise 20–40 Schläge pro Minute. Beim Herzinfarkt kommen indessen oft Kammerrhythmen mit bedeutend höherer Frequenz vor. Bei Frequenzen zwischen 50–100/min. spricht man vom schnellen Kammerrhythmus (Abb. 27).

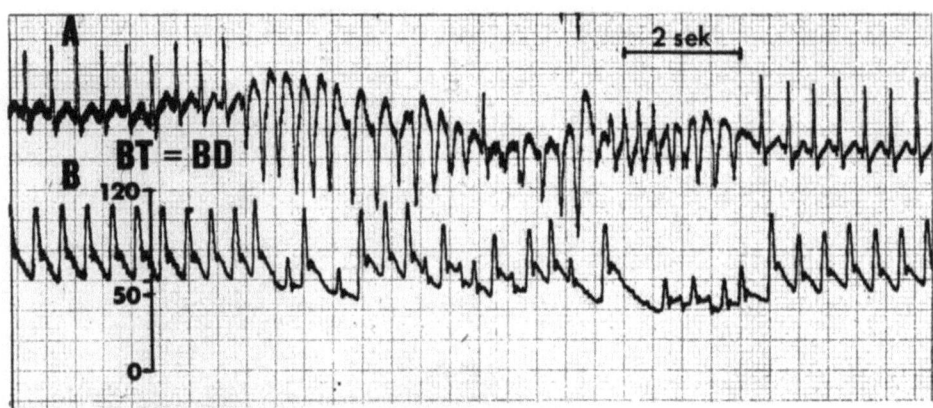

Abb. 29 **Kreislaufauswirkungen der Kammertachycardie.** A ist eine EKG-Aufzeichnung, B eine Aufzeichnung vom intraarteriellen Blutdruck (BD). Nach ca. 10 sec Kammertachycardie kommt wieder spontan eine regelmäßige Sinustachycardie. B zeigt, daß der systolische Blutdruck kräftig zwischen 60 und 100 mm Hg schwankt und am niedrigsten ist, wenn die QRS-Frequenzen gegen Ende am höchsten sind. Die Patienten werden cerebral beeinträchtigt, verlieren aber nicht das Bewußtsein.

Kammertachycardie

VT

Wenn die Frequenz auf über 100/min. steigt, spricht man von Kammertachycardie oder Ventrikeltachycardie (Abb. 28). Ein schneller Kammerrhythmus hat keinen nennenswerten Einfluß auf die Herztätigkeit und wird als relativ gutverlaufend angesehen, da er selten in die VT, bzw. Kammerflimmern übergeht. Die Kammertachycardie kommt gewöhnlich nur als eine kurze Episode vor. Nur kurzzeitig oder überhaupt nicht soll eine VT mit Lidocain behandelt werden, weil sie dann in Kammerflimmern – VF übergehen kann. Man gibt darum eine Sättigungsdosis von 75 mg i.v. und infundiert 500 ml von 5,5% Glucose mit 1,5 g Lidocain. Mit 15 Tropfen pro Minute reicht eine solche Flasche für 12 Stunden und es werden dabei 2 mg Lidocain/min. infundiert. Wenn Lidocain eine positive Wirkung zeigt, soll man die Behandlung einige Tage fortsetzen und anschließend Chinidin oder Procainamid per os bis kurz vor Entlassung aus dem Krankenhaus verabreichen. Wenn Lidocain fortgesetzte VT-Anfälle nicht verhindert, kann man mit Procainamid, Phenytoin oder Beta-Blockern versuchen.

Lidocain, Xylocain®

Sättigungsdosis Infusion

Chinidin, Procainamid

Phenytoin, Beta-Blocker

Phenytoin, Epanutin® Phenhydan®

Procainamid i.v. hat oft eine gute Wirkung, soll aber in kleinen Dosen verabreicht werden, 200 mg in zwei Minuten bis zu 600–1000 mg unter ständiger Blutdruckkontrolle, um Hypotension zu vermeiden, da es stark gefäßdilatierend wirkt. Auch Phenhydan kann versucht werden. Manchmal kann eine Kombinationsbehandlung von verschiedenen Antiarrhythmica von Bedeutung sein. Alle diese Mittel wirken dämpfend auf ektopische Kammerfoci, was ein Vorteil ist; dies kann aber zum Nachteil werden, wenn ein totaler Block entstehen sollte. Hier haben es die Kammern schwerer, ihren Eigenrhythmus zu beginnen. Diese Mittel sind darum beim AV-Block II und III kontraindiziert, bevor man den Pacemaker angebracht hat. Lidocain besitzt keine nennenswerte Nebenwirkungen in normaler Dosierung, kann aber bei starker Überdosierung epileptische Krämpfe und Asystolie hervorrufen. Procainamid und Beta-Blocker sind bei Asthma bronchiale kontraindiziert. Chinidin ruft bei vielen Patienten gastrointestinale Beschwerden in Form von Übelkeit, Bauchschmerzen und Diarrhoe hervor. Eine gefährliche aber seltene Komplikation bei der Chinidinbehandlung ist der Kreislaufstillstand, der aber gewöhnlich spontan vorübergeht.

Elektrokonvertierung

Wenn die VT trotz medikamentöser Behandlung fortbesteht, greift man zur Elektrokonvertierung. Bei Kammertachycardie geht nämlich das Schlagvolumen kräftig zurück, wenn die Frequenz hoch ist (Abb. 29). Teils führt die Tachycardie zu schlechterer Kammerfüllung auf Grund der Verkürzung der Diastole, teils treffen die Vorhofkontraktionen nur selten im rechten Augenblick ein, um zur Kammerfüllung beizutragen.

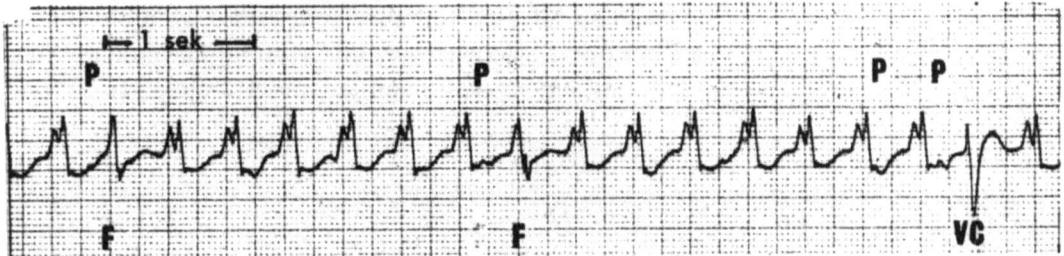

Abb. 30 **Kammertachycardie.** Der Grundrhythmus besteht aus verbreiterten QRS-Komplexen mit einer Frequenz von 155/min. P-Wellen sieht man hier und da und ein regelmäßiger P-Rhythmus mit einer Frequenz von 140/min kann gemessen werden. Also liegt entweder eine Kammertachycardie oder eine AV-Tachycardie mit Schenkelblock vor, in beiden Fällen mit AV-Dissoziation. Bei der vorliegenden Aufzeichnung ist der vorletzte QRS-Komplex schmaler als die anderen und dies stimmt mit der Konfiguration beim Sinusrhythmus vor den Tachycardieanfällen überein. Dieser vorletzte QRS-Komplex folgt auch zu rechten Zeit einer P-Welle – also ein „ventricular capture" (VC). QRS-Komplexe Nr. 2 und 9 unterscheiden sich sowohl von der VC als auch von den anderen – folglich Fusionsschläge (F). Jetzt kann man für den praktischen Gebrauch die Möglichkeit der AV-Tachycardie mit Schenkelblock ausschließen und die Diagnose Kammertachycardie stellen.

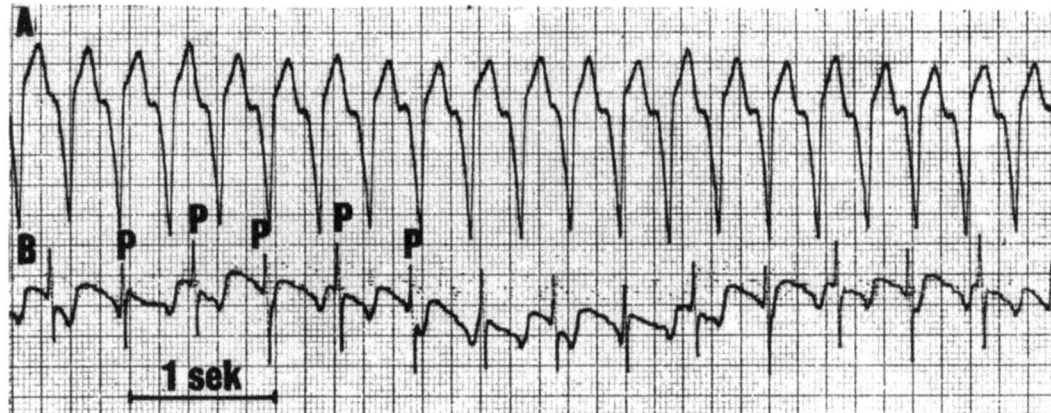

Abb. 31 **Kammertachycardie.** Aufzeichnung A zeigt einen regelmäßigen Rhythmus mit einer Frequenz von 170/min mit breiten QRS-Komplexen und ohne sichere P-Wellen. Aufzeichnung B ist eine Ösophagusableitung, die einen regelmäßigen P-Rhythmus mit einer Frequenz von 120/min zeigt, die völlig unabhängig vom QRS-Rhythmus ist – also voraussichtlich Kammertachycardie oder möglicherweise AV-Tachycardie mit Schenkelblock.

Eine supraventrikuläre Tachycardie mit Schenkelblock ist oft schwer von einer VT zu unterscheiden. Der Schenkelblock ist auch nicht ungewöhnlich bei einer supraventrikulären Tachycardie, weil ein Schenkel bei höheren

Ösophagus–EKG

Frequenzen leichter blockiert werden kann. Fusionsschläge sind das sicherste Zeichen, daß es sich um eine ventrikuläre Tachycardie handelt, aber sie kommen nur manchmal vor, wenn die Frequenz relativ niedrig ist (Abb. 30). Das Wichtigste zur Unterscheidung der supraventrikulären von den ventrikulären Tachycardien ist, die P-Welle an der normalen Stelle vor jedem QRS nachzuweisen, aber dies kann schwer zu zeigen sein. Wenn man keine P-Welle sehen kann, versucht man zuerst das EKG-Bild zu verstärken, was manchmal behilflich ist. Als nächstes nimmt man ein gewöhnliches EKG mit 12 Ableitungen – dabei findet man normalerweise eine sichere P-Welle in einer der Ableitungen. Drittens macht man eine Ösophagus- bzw. Vorhofableitung, wobei die P-Wellen sehr groß und leicht erkennbar werden (Abb. 31). Eine P-Welle vor jedem QRS-Komplex nachzuweisen ist indessen nicht ein so starker Beweis für eine supraventrikuläre Tachycardie wie der Fusionsschlag für eine Kammertachycardie, weil bei der Kammertachycardie eine retrograde Aktivierung der Vorhöfe zu einer P-Welle führen kann, die mehr oder minder weit nach jedem QRS oder vor dem nächsten vorhanden ist.

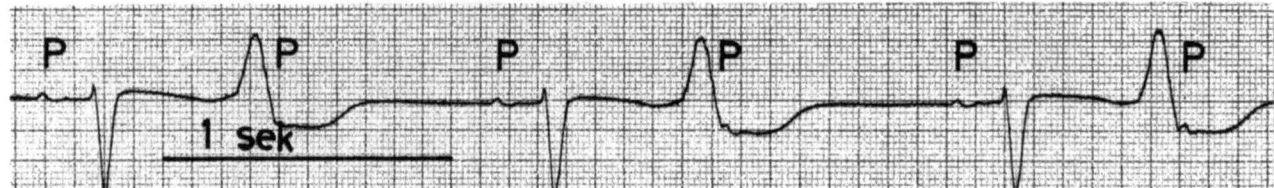

Abb. 32 **Ventrikuläre Extrasystolen (VES).** Ein Rhythmus mit normalen, schmalen QRS-Komplexen wird von zu zeitigen, verbreiterten Komplexen ohne vorhergehende Ps (VES) unterbrochen. Wenn sie, wie hier, nach jedem normalen Schlag kommen, nennt man es Bigeminie.

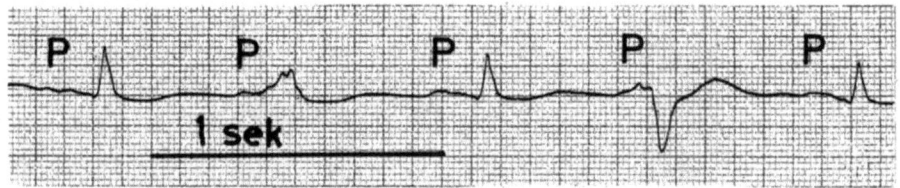

Abb. 33 **Multifokale VES.** Der Rhythmus von schmalen QRS-Komplexen wird 2mal von zu zeitigen, verbreiterten QRS-Komplexen unterbrochen – VES. Das Aussehen der Extrasystolen ist verschiedenartig – folglich sind sie multifokal.

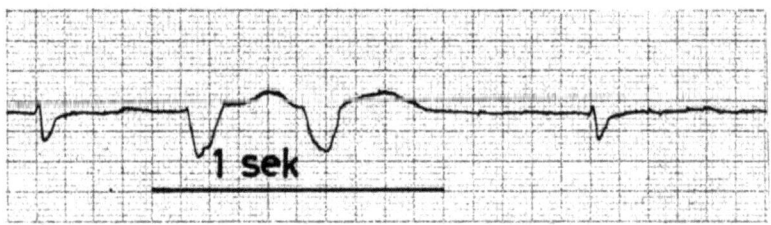

Abb. 34 **Springende VES.** Zwei VES nacheinander und darum werden sie springend genannt.

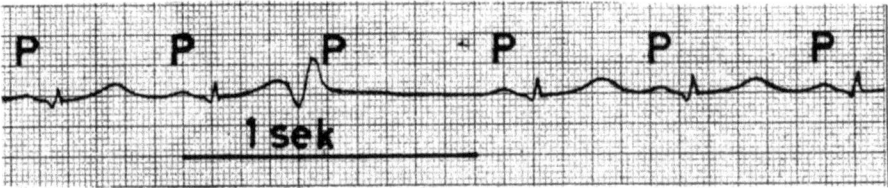

Abb. 35 **Zu zeitiges VES.** Hier befindet sich eine VES auf dem vorangehenden T, sog. zu zeitige VES oder R auf T-VES.

VES

Ventrikuläre Extrasystolen

Ventrikuläre Extrasystolen – VES können bei Gesunden auftreten, kommen aber öfters nach Herzinfarkt als Ausdruck für die elektrische Labilität im Myocard vor. Die VES sind gefährlich, erstens weil sie so zeitig wie die vorhergehende T-Welle aufkommen und zweitens weil zwei hintereinander aufkommen, denn sie besitzen verschiedene Konfiguration und sind mehr als 5/min (Abb. 32–35). Diese VES sind so gefährlich, weil sie oft Kammertachycardie oder Kammerflimmern nach sich ziehen (Abb. 37). Sie sollen darum sofort mit irgendwelchen antiarryhtmischen Mitteln behandelt werden. Das Medikament erster Wahl ist Lidocain als i.v. Injektion mit anschließender Dauerinfusion.

Xylocain®

Aberrationen

Eine abweichende, irreguläre intraventrikuläre Überleitung ist eine Form von Schenkelblock. Alle QRS-Formen zwischen voll ausgebildetem Rechts- und Linksschenkelblock kommen vor. Die QRS-Veränderungen können konstant mehrere Schläge lang sein, können aber auch von Schlag zu Schlag variieren. Es ist wichtig, diese irregulären Schläge von VES und Kammerrhythmen zu unterscheiden, da die Behandlung anders ist. Aberrationen kommen im rechten oder linken Schenkel vor oder in Teilen davon und sind refraktär, d. h. fortgesetzt depolarisierend, wenn sie die supraventrikulären Impulse erreichen. Der rechte Schenkel ist mehr betroffen, weil er normalerweise eine längere Refraktärperiode besitzt. Wenn die Impulse zu früh kommen und einer der Schenkel teilweise geschädigt ist, wird die Wahrscheinlichkeit für eine irreguläre Überleitung größer. Aberrante QRS-Komplexe haben das gleiche Aussehen wie beim Rechtsschenkelblock (siehe S. 39).

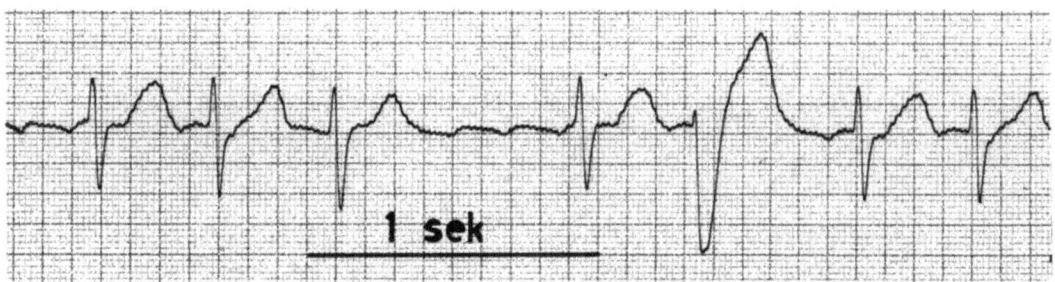

Abb. 36 **Aberration.** Der Grundrhythmus ist ein Vorhofflattern. Nach einem langen und einem kurzen Intervall folgt ein breiter QRS, der am Anfang identisch mit übrigen QRS ist – also wahrscheinlich eine Aberration und nicht eine VES.

Weil die Länge der Refraktärperiode proportional zur vorhergehenden Länge des R-R-Intervalls ist, ist das R-R-Intervall kurz vor dem aberranten Schlag nicht so lang. Variierende R-R-Intervalle zwischen den gewöhnlichen QRS-Komplexen kommen hauptsächlich beim Vorhofflimmern und -flattern vor. Die Diagnose Aberration ist schwer, weil die irregulären Komplexe von keiner P-Welle gefolgt werden, aber man soll auch daran denken, wenn man sehr variierende QRS-Komplexe, hohe Kammerfrequenz und variierende Kopplungsintervalle sieht. Merkregel: „Lang – kurz – breit" – Langes Intervall, kurzes Intervall und breiter QRS-Komplex aufgrund der irregulären Überleitung (Abb. 36).

VF

Kreislaufstillstand

Defibrillierung

Kammerflimmern

Kammerflimmern oder Ventrikelflimmern – VF besteht aus einer chaotischen Kammeraktivität, woraus ein Kreislaufstillstand entsteht. Die Muskelfasern kontrahieren sich nicht mehr effektiv und die Kammern vibrieren, ohne Pumparbeit zu verrichten (Abb. 37). Auf dem EKG zeigt sich das VF als schnelle, unregelmäßige Wellen ohne irgendeine Ähnlichkeit mit QRS-Komplex. Klinische Zeichen sind: kein Puls und innerhalb von 10 sec Bewußtlosigkeit und Atemstillstand.

Man kann das VF auf verschiedene Weise registrieren. Man kann dies auf dem Monitor beobachten gleich nachdem die Zeichen für den Kreislaufstillstand aufgetreten sind. Manchmal kann man einen schnarchenden Atemzug oder unerwartetes Röcheln des Patienten beim Eintreten des Kreislaufstillstandes vernehmen. Wenn man sich dessen mit keiner dieser Möglichkeiten bewußt wird, wird man auf jeden Fall darauf aufmerksam, wenn der Frequenzanzeiger Alarm schlägt. Wenn das EKG Kammerflimmern anzeigt, ruft man sofort um Hilfe und holt den Defibrillator ans Krankenbett. Dann überzeugt man sich, ob der Patient nicht ansprechbar ist und ob er Carotis- bzw. Femoralispuls hat. Man nimmt den Defibrillator und stellt die höchste Energiestufe ein. Die Berührungsflächen der Elektroden werden in die Elektrodenpaste eingetaucht und auf die Brust beiderseits des Herzens angelegt. Es ist wichtig, daß die Elektroden im Augenblick des Elektroschocks ordentlich an der Haut liegen. Dann überzeugt man sich, ob man nicht selbst oder sonst irgendjemand das Bett des Patienten berührt und drückt anschließend auf den Auslöser. Der Patient richtet sich dabei für einen Augenblick auf. Wenn das EKG weiterhin Kammerflimmern aufweist, gibt man sofort noch einen Elektroschock. Dieser Vorgang dauert ca. eine Minute. Es ist wichtig

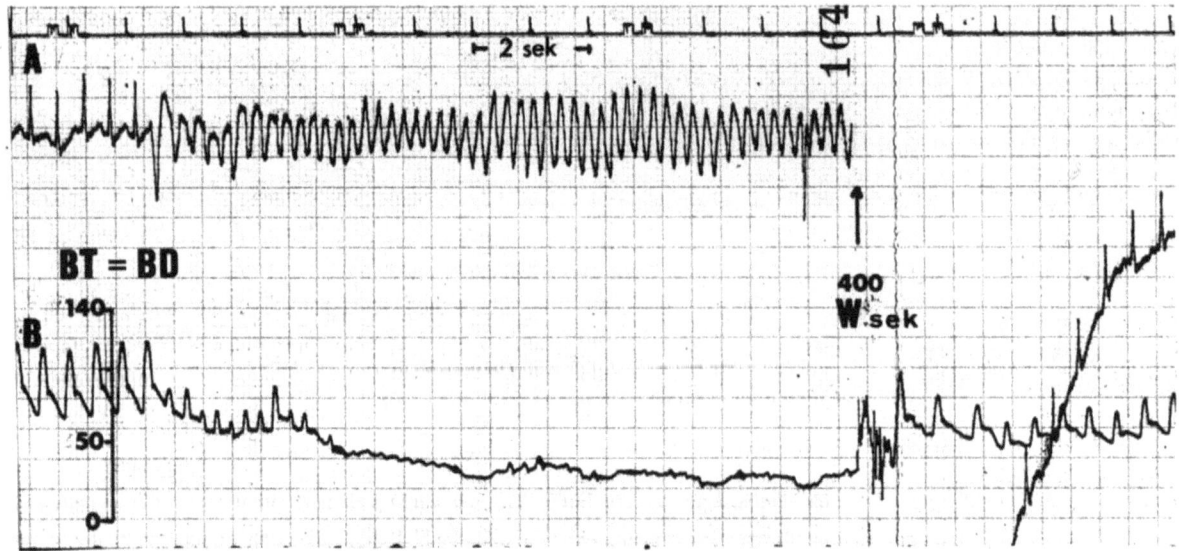

Abb. 37 **Kammerflimmern – Hämodynamik und Defibrillierung.** A ist eine EKG-Registrierung, B eine Aufzeichnung vom intraarteriellen Blutdruck (BD). Die Kammertachycardie beginnt mit einem R auf T – VES und geht nach einigen Sekunden in ein Ventrikelflimmern über. Beim Pfeil wurde ein Defibrillationsschock von 400 Wsec gegeben und anschließend kommt die regelmäßige Sinustachycardie wieder. Während der Tachycardie fällt der Blutdruck schnell bis zu 70 mm Hg und während des Kammerflimmern bis ca. 30 mm Hg ab. Ein Kreislaufstillstand tritt ein und der Patient wird bewußtlos. Einige Sekunden nach der Defibrillierung steigt der Blutdruck bis ca. 70 mm Hg und anschließend weiter bis zum Ausgangswert. (Der Patient erlangt das Bewußtsein wieder.)

für einen glücklichen Ausgang, daß dies nicht länger dauert. Da man nicht immer einen Arzt auf der Station vorfindet, aber dafür eine Krankenschwester, ist es notwendig, daß sie die Technik des Defibrillierens beherrscht. Sie kann sie von einem Arzt bei Elektrokonvertierung des Vorhofflimmerns erlernen. Die physiologische Bedeutung des Elektroschocks besteht darin, daß durch den kräftigen Stromstoß sich alle Fasern auf einmal entladen.

Danach sind die Voraussetzungen für eine normale Impulsfortpflanzung im Reizleitungssystem und in der Kammermuskulatur und damit für effektive Kontraktionen geschaffen (Abb. 37).

Xylocaininfusion

Natriumbicarbonat

Sobald der Patient seinen normalen Herzrhythmus wiedergewonnen hat, soll man, um weiteres VF zu vermeiden, Lidocain-Injektion und Lidocain-Infusion anwenden. Wenn der Kreislaufstillstand mehrere Minuten gedauert hat, soll man sofort Natriumbicarbonat infundieren und dann den Säurestatus im arteriellen Blut kontrollieren.

II. Anormale Impulsfortleitung

AV-Block I

Im Zusammenhang mit einem Infarkt können. auch der AV-Knoten, das His'sche Bündel und die Schenkel so verletzt werden, daß dort ein Überleitungshindernis entsteht – ein Block. Beim Block ersten Grades benötigen die Impulse von den Vorhöfen eine längere Zeit als sonst, aber alle gelangen zu den Kammern (Abb. 38). Das EKG weist eine extrem lange PQ-Strecke auf – 0,23 sec oder mehr, aber jeder normalen P-Welle folgt ein QRS-Komplex.

Der AV-Block kann auch jederzeit Ausdruck für eine verlangsamte Überleitung aufgrund der Digitalis-Intoxikation sein. Eine eventuelle Digitalismedikation soll deshalb abgesetzt werden, aber sonst veranlaßt der AV-Block I keine andere Maßnahmen als verstärkte Beobachtung mit Hinsicht auf einen AV-Block II, der sich im sofortigen Ausfall von QRS-Komplex äußert.

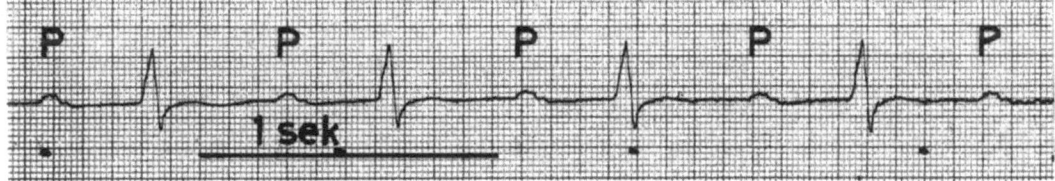

Abb. 38 **AV-Block I.** Regelmäßiger QRS-Rhythmus. Frequenz 73/min. Vor jedem QRS-Komplex ein P, aber PQ-Zeiten verlängert bis 0,34 sec – also AV-Block I.

AV-Block II

Beim AV-Block II vermögen weder der AV-Knoten, das His'sche Bündel noch die Schenkel jeden Impuls fortzuleiten, hier und da kommt es zu einem Ausfall, was sich beim EKG wie folgt manifestiert: der P-Welle folgt manchmal kein QRS-Komplex, und wenn, dann mit unregelmäßigem Rhythmus als Folge (Abb. 39). Manchmal werden die PQ-Zeiten sukzessiv bis zum Ausfall verlängert, danach werden die PQ-Zeiten wieder kürzer. Dieses

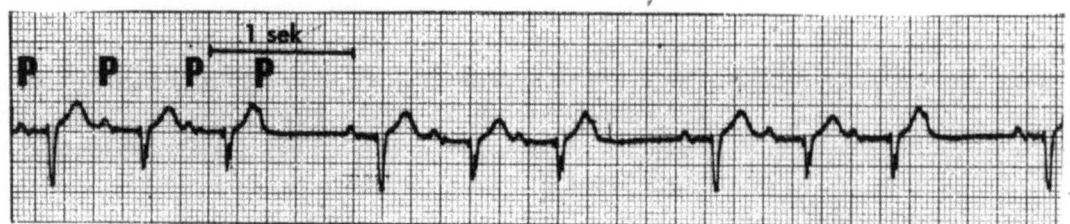

Abb. 39 **AV-Block II.** Nach jeder vierten P-Welle folgt kein QRS-Komplex – folglich AV-Block II. Die PQ-Zeiten werden sukzessiv bis zum Wegfall verlängert – also AV-Block II vom Wenckebach-Typ.

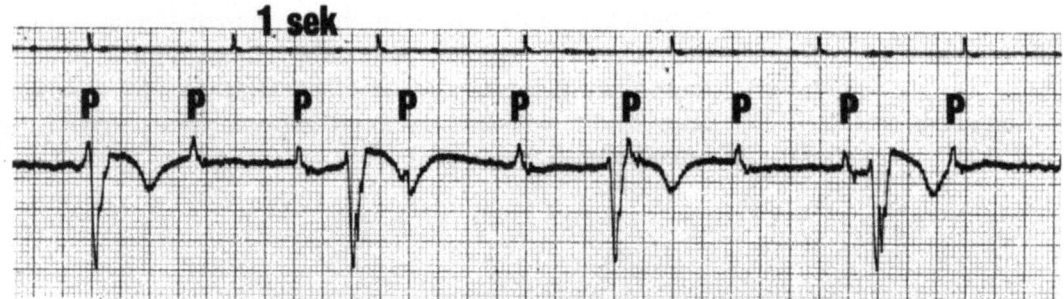

Abb. 40 **AV-Block III.** P-Wellen mit einer Frequenz von 80/min entstehen unabhängig von QRS-Komplexen, die selbst verbreitert sind und eine Frequenz von 33/min haben – folglich AV-Block III mit totaler AV-Dissoziation zwischen Sinus- und Kammerrhythmus, der in einer tief liegenden Stelle entsteht.

Wenckebach-Block (Mobitz Typ I) Mobitz Typ II

wiederholt sich immer wieder und dieser Typ von AV-Block II nennt sich Wenckebach-Block, oder Block vom Mobitz-Typ I im Unterschied zu Typ II, wo der QRS-Ausfall abrupt einsetzt, ohne die sukzessive PQ-Verlängerung.

Beim AV-Block II liegt ein sichtbarer Ausfall einzelner Schläge vor, doch dies verändert nicht wesentlich das HMV. Das große Risiko beim AV-Block II ist, daß dies ein Vorstadium zum totalen Block sein kann. Darum soll dies behandelt werden. Eventuelle Digitalismedikation wird abgesetzt und man versucht mit Scopolamin z. B. 0,06–0,12 mg i.v. eventuell in wiederholten Dosierungen.

Absetzen von Digitalis Scopolamin®

AV-Block III (Totaler Block)

Bei einem schweren Schaden des AV-Knotens, des His'schen Bündels oder der Schenkel können die Impulse überhaupt nicht von den Vorhöfen zu den Kammern übergeleitet werden. Dies nennt man AV-Block III oder totaler Block (Abb. 40).

Auf dem EKG vermutet man den totalen Block, wenn der QRS-Rhythmus langsam – 20–50/min. und regelmäßig ist. Die QRS-Komplexe sind breit,

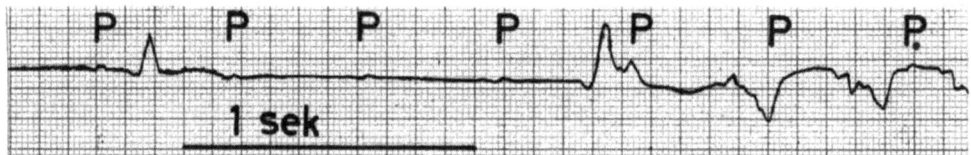

Abb. 41 **AV-Block III mit einer Asystolie von 1,5 sec Dauer.** Nach einem P-QRS-Komplex folgen drei P ohne QRS hinterher – folglich AV-Block III. Danach ein unregelmäßiger Rhythmus mit breiten QRS-Komplexen unterschiedlichen Aussehens, wahrscheinlich Kammertachycardie.

mehr als 0,12 sec., wenn sie weiter unten im Reizleitungssystem, als in den obersten Teilen beider Schenkel gebildet werden. Wenn der Block oberhalb dieses Niveaus zu finden ist, wird der Komplex schmal, sofern nicht gleichzeitig ein Schenkelblock vorliegt.

Der totale Block mit schmalen QRS-Komplexen hat eine bessere Prognose, weil gewöhnlich die Kammerfrequenz höher und das Risiko einer Asystolie geringer ist. Entscheidend für die Diagnose des totalen Blocks ist, nachzuweisen, daß durchgehend mehr P-Wellen mit unterschiedlichen Abständen von den QRS-Komplexen kommen; das bedeutet, daß Vorhöfe und Kammern ganz unabhängig voneinander schlagen und daß die Kammern langsamer sind als die Vorhöfe. Beim Vorhofflimmern kann der AV-Block III als ein ganz regelmäßiger, langsamer Kammerrhythmus verdächtigt werden. Ein totaler Block kann aus mehreren Gründen zu einer ernsthaften Arrhythmie ausarten. Wenn ein totaler Block eintritt, hören die Kammern zu schlagen auf bis irgendein Focus in den Kammern sich zu entladen beginnt und den Kammerrhythmus angibt (Abb. 41). Wenn dieser Zustand länger als 10 sec. dauert, tritt ein Kreislaufstillstand mit Bewußtlosigkeit und Atemstillstand ein. Ein Kreislaufstillstand im Zusammenhang mit totalem Block kann auch entstehen, wenn die Kammern den „Rhythmusgeber" von schnell auf langsam wechseln. Den Kreislaufstillstand kann man auf verschiedene Weise wahrnehmen. Man kann ihn auf dem Schirm des Oszillographen als eine Folge von mehreren P-Wellen ohne QRS-Komplexe entdecken. Auch schnarchender Atemzug oder unerwartete Bewegungen des Patienten sind Zeichen dafür. Wenn man dies mit keiner diesen Methoden entdeckt, so wird man in jedem Fall darauf aufmerksam, wenn die Frequenzmessung Alarm schlägt. Wenn das EKG auf dem Schirm des Oszillographen Asystolie zeigt, ruft man um Hilfe und nimmt den intrathorakalen Pacemaker-Kasten zum Patienten mit. Dort überzeugt man sich, ob der Patient nicht ansprechbar ist und ob er keinen Carotis- bzw. Femoralispuls mehr hat. Wenn der Patient nicht zu sich kommt, gibt man ihm einen kräftigen Stoß auf den Thorax. Dies genügt oft, um den Kammerrhythmus wiederherzustellen. Um nachfolgende Anfälle zu vermeiden, soll der Arzt anschließend so schnell wie möglich einen intravenösen Pacemaker anlegen. Dies geht so vor sich: man bringt den Elektrodenkatheter durch die Vena media in der linken Armbeuge oder eventuell durch die rechte Halsvene bis zur Spitze der rechten Kammer. Dies geschieht unter Röntgenüberwachung (Abb. 42). Dieser Katheter hat in seiner Spitze zwei Elektroden und fortführende Kabel, die am anderen Ende im Pacemaker enden. Der Pacemaker soll arbeiten, wenn die QRS-Komplexe fehlen, d. h. er gibt Stimulierungsimpulse zum Herzen ab, nur wenn die Eigenfrequenz des Herzens unter eine einstellbare Grenze absinkt – für gewöhnlich 80–90/min. (Abb. 43). Wenn man bei der Asystolie keinen Effekt durch mehrere Stöße auf den Thorax erzielt, beginnt man zusammen mit dem begleitenden Personal äußere Herzmassage (feste Unterlage!), Mund zu Mund-Beatmung oder mit Maske und Blasebalg und einer Infusion von Natriumbicarbonat. Gleichzeitig soll eine Krankenschwester wenn kein Arzt vorhanden ist, und sie die Technik beherrscht, einen intrathorakalen Pacemaker anlegen. Der Pacemaker-Kasten beinhaltet unter anderem eine Nadel mit Mandrin und eine Metallelektrode. Während einer Unterbrechung der Herzmassage führt man von einem Punkt zwischen Schwertfortsatz und linkem Rippenbogen eine Nadel ca. 10 cm tief in Richtung der linken Achsel ein (Abb. 44). Durch die Nadel führt man anschließend die dünne Metallelektrode, zieht die Nadel heraus und läßt nur die Elektrode im Körper. Die Elek-

---

Asystolie

Intravenöser Pacemaker

Herzmassage

Intrathorakaler Pacemaker

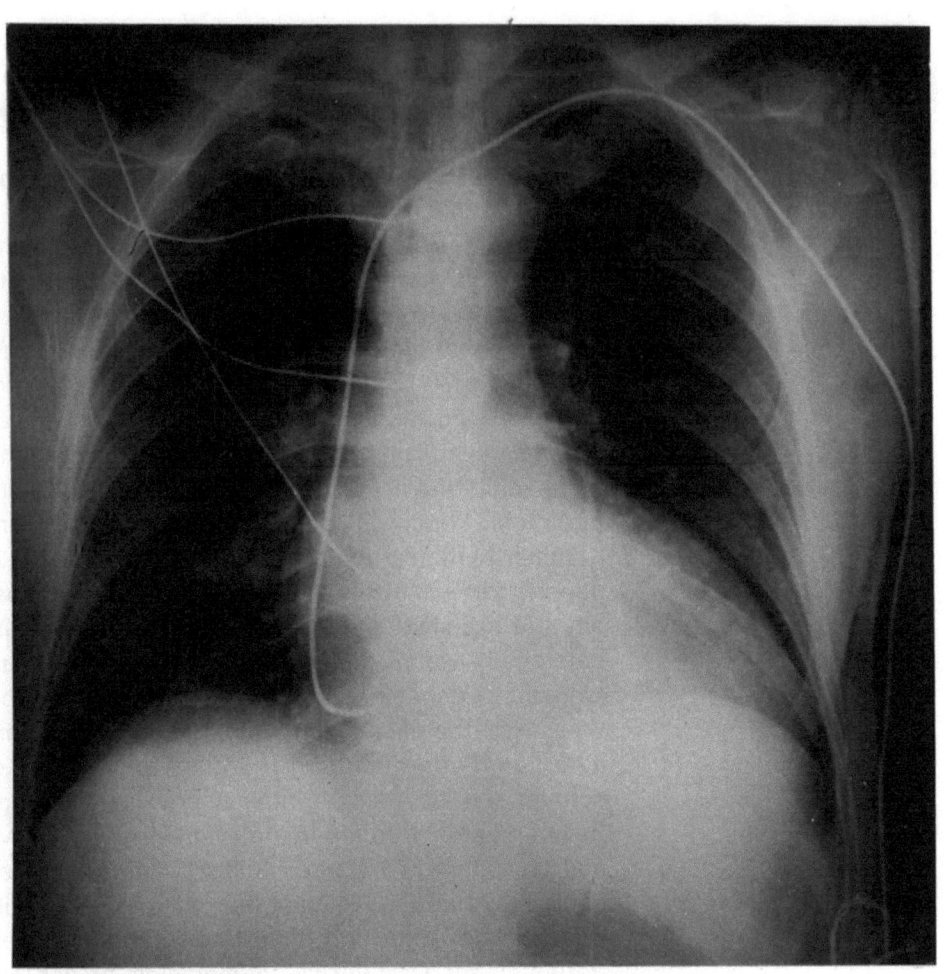

Abb. 42 Intravenöse Pacemaker Elektrode in der Spitze der rechten Kammer.

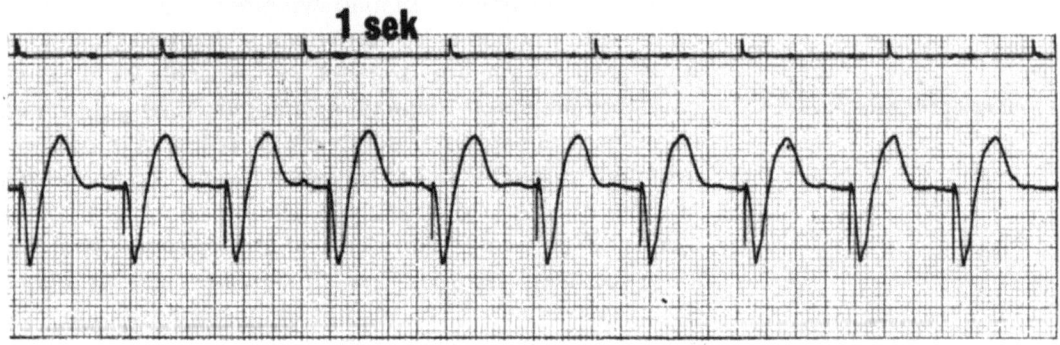

Abb. 43 **Pacemaker Rhythmus.** Vor jedem QRS-Komplex ist eine nach unten gerichtete cm-lange Spitze zu bemerken, die durch die Pacemaker-Impulse entsteht. Die Frequenz beträgt 85/min.

trode besteht aus einer inneren und einer äußeren Schicht Metall. Die äußere Schicht hört einige Zentimeter vor der Inneren an beiden Enden der Elektrode auf. Beide Schichten haben jeweils einen eigenen Polanschluß am Pacemaker mit Hilfe von Krokodilklemmen.

In gewissen Fällen gelingt es mit dieser Methode die Herztätigkeit zu reaktivieren, aber oft ist der Herzmuskelschaden so fortgeschritten, daß die Zirkulation nicht mehr in Gang kommt. Man soll es bei Asystolie dieser Art auch mit 0,5 mg. Adrenalin i.v. oder Isoprenalin – 1–2 mg. pro 500 ml. Glukose per infusione versuchen.

Adrenalin
Isoprenalin

Asystolie

Asystolie kann auch aufkommen, ohne daß ein totaler Block vorliegt, tritt aber dann als Folge einer fortgeschrittenen Herzinsuffizienz oder eines Schocks ein. Die Asystolie betrifft dann beides: Vorhöfe und Kammern, d. h. das EKG zeigt eine gerade Linie (Abb. 45).

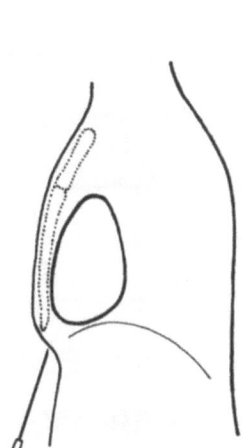
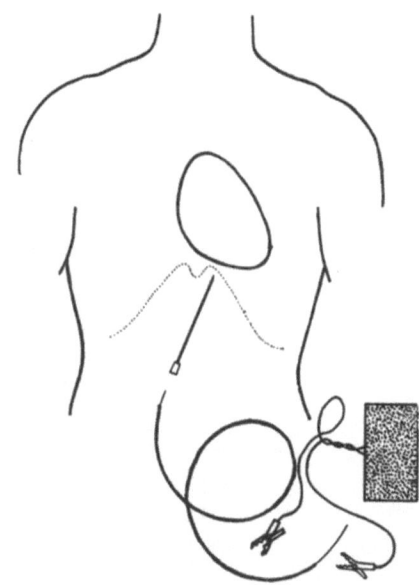

Abb. 44 **Intrathorakale Lagerung der Pacemaker-Elektrode.** Von einem Punkt zwischen Schwertfortsatz und linkem Rippenbogen führt man die Nadel ca. 10 cm in Richtung des äußeren Endes des linken Schlüsselbeins. Elektrodenkatheter wird durch die Nadel eingeführt und sie anschließend herausgezogen. Beide Klemmen des Pacemakers werden an Elektrodenkatheter angeschlossen und der Pacemaker in Gang gesetzt.

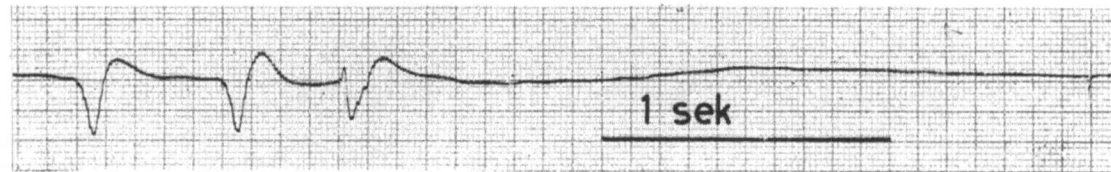

Abb. 45 **Asystolie.** Wahrscheinlich Kammertachycardie, die in Asystolie übergeht.

Diese Asystolien werden behandelt wie im Zusammenhang mit dem totalen Block beschrieben, aber die Aussichten für eine erfolgreiche Behandlung sind sehr gering.

Schenkelblock

Ein Infarkt kann auch eines der Schenkel des Reizleitungssystems befallen, so daß hier ein Leitungshindernis entsteht – ein Schenkelblock. Ein Schenkelblock hat eine kleine hämodynamische Bedeutung, aber das EKG-Bild wird verändert. Die Impulse werden auf dem normalen Weg vom His'schen Bündel durch den gesunden Schenkel auf schnellem Weg zur entsprechenden Kammer geleitet, müssen aber zur anderen Kammer aufgrund des Hindernisses den langsameren Weg durch die Muskulatur nehmen. Das führt dazu, daß diese andere Kammer etwas später und langsamer aktiviert wird. Als Folge davon wird der QRS-Komplex breiter – mehr als 0,10 sec. Breite QRS-Komplexe sind immer Ausdruck dafür, daß die Kammermuskulatur in ihrer gesamten Größe nicht durch das Reizleitungssystem aktiviert wird. Ursache dafür kann ein Schenkelblock oder Impulsbildung in den Kammern sein. Welcher Schenkel betroffen ist, kann man am leichtesten erfahren, wenn man sich das EKG mit allen 12 Ableitungen anschaut. Ist der rechte

Rechtsschenkelblock

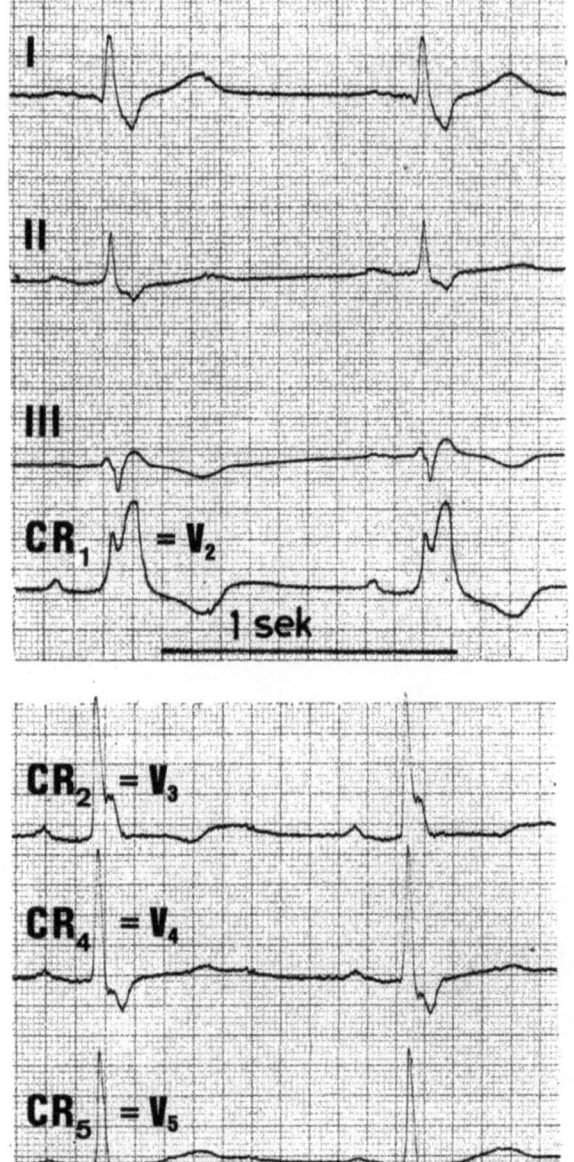

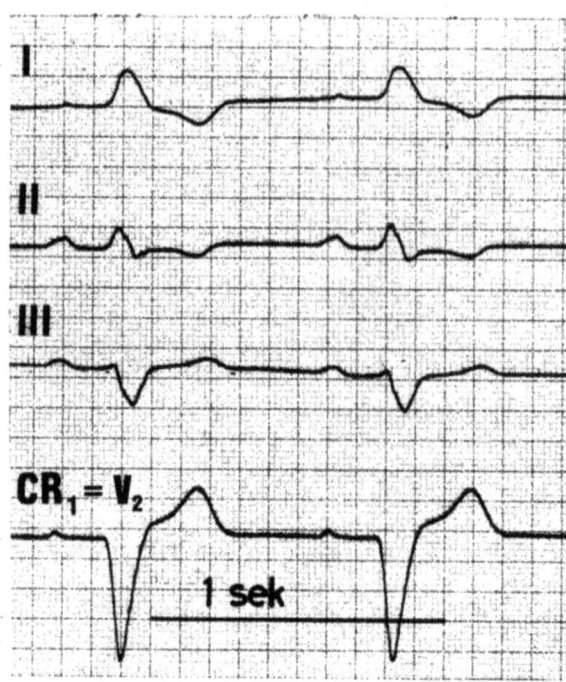

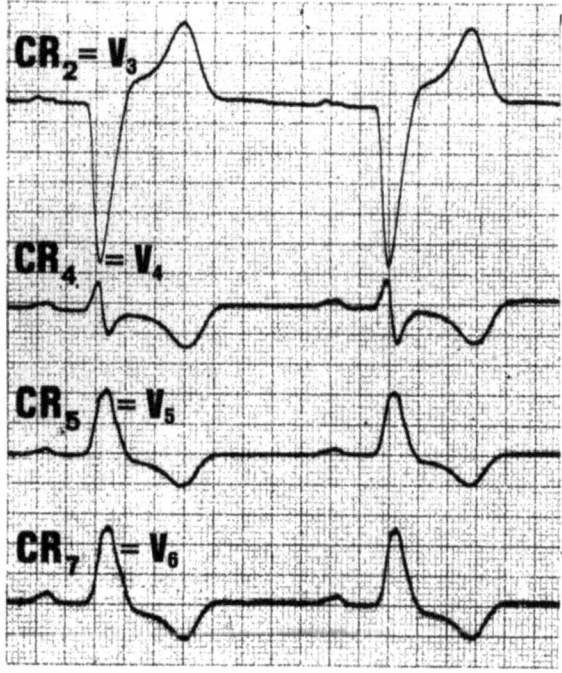

Abb. 46 **Rechtsschenkelblock.** Jeder QRS folgt einer P-Welle und ist bis auf 0,16 sec verbreitert – Schenkelblock. S-Zacke in I- und R-Zacke am Ende von V_2 und V_3 – folglich Rechtsschenkelblock.

Abb. 47 **Linksschenkelblock.** Jeder QRS-Komplex folgt einer P-Welle und ist bis auf 0,15 sec verbreitert – Schenkelblock. Der letzte Teil von QRS endet mit der R-Zacke in I und V_{5-6} – folglich Linksschenkelblock.

Linksschenkelblock

Schenkel blockiert, so wird die rechte Kammer später aktiviert und am Ende des verbreiteten QRS-Komplexes entsteht eine S-Zacke in Ableitungen I und eine R-Zacke in V_2 und V_3 (Abb. 46). Ist der linke Schenkel blockiert, so wird die linke Kammer später aktiviert und am Ende des verbreiteten QRS-Komplexes entsteht eine R-Zacke in Ableitungen I, V_4, V_5 und V_6 (Abb. 47).

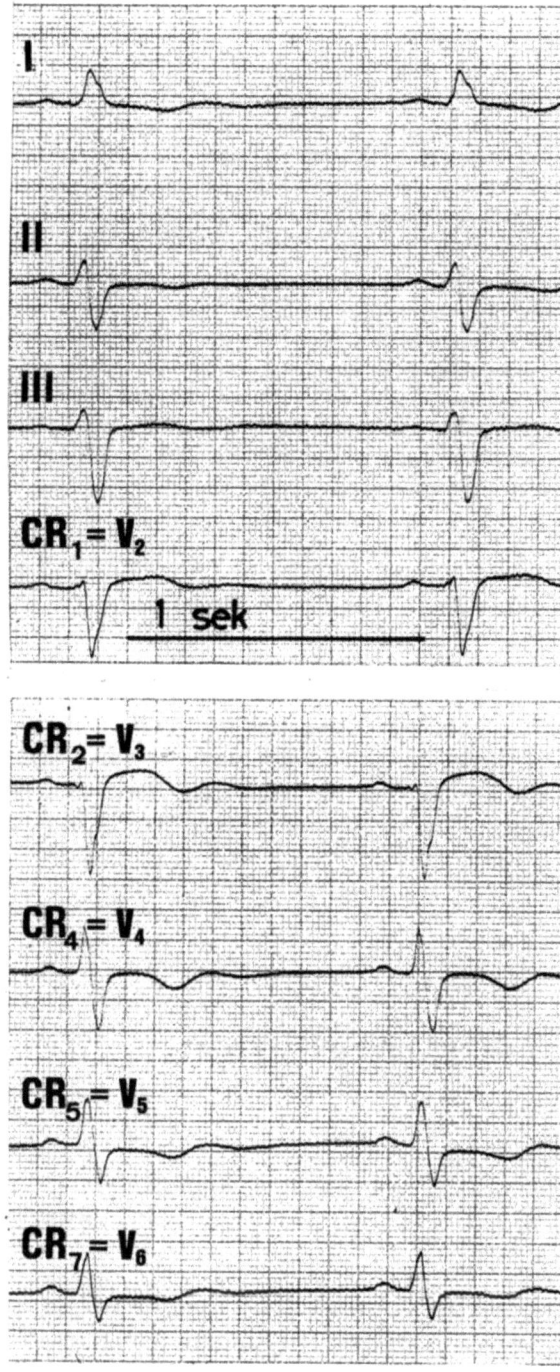

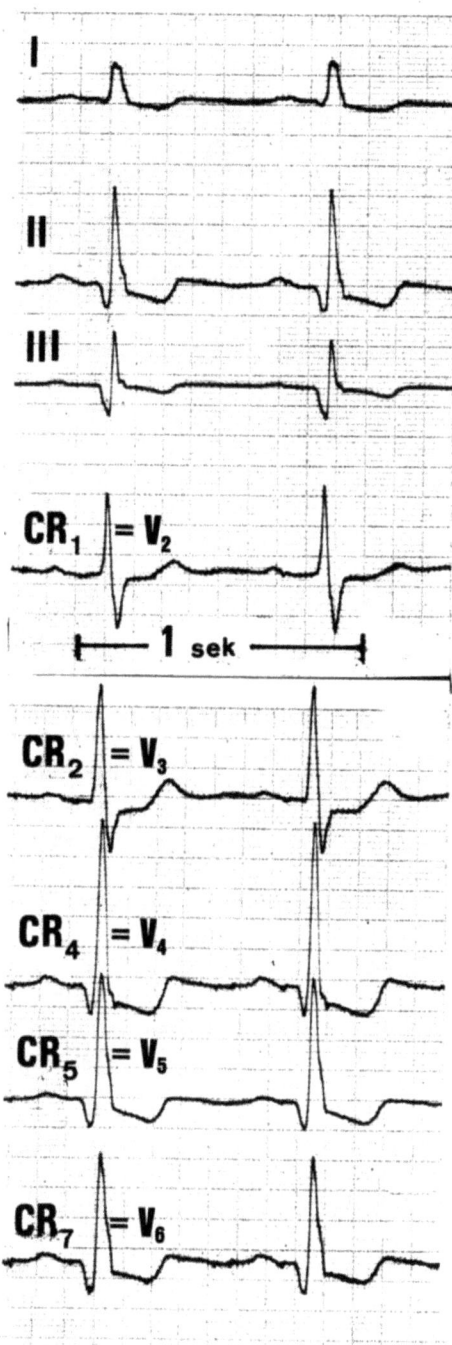

Abb. 48 **Linksanteriorer Hemiblock.** Jeder QRS-Komplex folgt einer P-Welle und ist leicht verbreitert. In Ableitungen II und III fehlt die Q-Zacke, dafür findet man eine kleine R- und eine tiefe S-Zacke – also linksanteriorer Hemiblock.

Abb. 49 **Linksposteriorer Hemiblock.** Jeder QRS-Komplex folgt einer P-Welle. In Ableitungen II und III befindet sich ein Q und ein hohes R, aber kein S – folglich voraussichtlich linksposteriorer Hemiblock.

Der linke Schenkel teilt sich nach einem kurzen Verlauf in zwei Äste, einem zum hinteren und einem anderen zum vorderen Teil der linken Kammer. Der Schaden kann manchmal auf den einen oder den anderen Ast begrenzt sein. Die QRS-Komplexe werden dabei nicht so breit wie beim Schenkelblock, meist höchstens 0,10 sec.

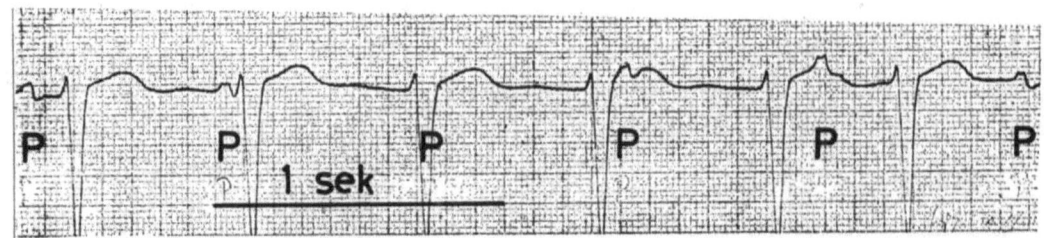

Abb. 50 **Sinus- und AV-Rhythmus. AV-Dissoziation mit „ventricular capture".** QRS-Frequenz 98/min. P-Frequenz 87/min. Alle QRS-Komplexe haben das gleiche schmale (supraventrikuläre) Aussehen. Der erste könnte vom Sinusknoten ausgelöst sein. Im Komplex Nr 2 liegt die P-Welle zu nahe an QRS, als daß es vom Sinusknoten ausgelöst werden könnte. Vor den Komplexen 3–5 gibt es keine P-Wellen. Komplexe 2–5 sind folglich nodalen Ursprungs. Von Komplexen 1–5 ist P aus den QRS-Komplexen ein- und ausgewandert. Beim Komplex 5 hat sie sich so weit hinter dem QRS versteckt, daß sie die Kammern zu aktivieren und den verfrühten AV-Rhythmus auszulösen vermag, den man „ventricular capture" nennt.

Linksanteriorer Hemiblock

Rechtsanteriorer Hemiblock

Wenn die Schädigung im vorderen Ast vorliegt, bekommt man ein EKG-Bild mit R und S aber ohne Q in den Ableitungen II und III (Abb. 48). Ein Schaden am hinteren Ast wird durch Q und R aber ohne S in Ableitungen II und III gekennzeichnet (Abb. 49)

Eine Kombination des Blocks im vorderen oder hinteren Ast links mit Rechtsschenkelblock ist oft Ausdruck für einen weit ausgedehnten Myocardschaden, einen Infarkt im Septum und in der vorderen Wand und ist darum ein prognostisch ungünstiges Zeichen.

III. Kombinationen von Rhythmen

AV-Dissoziation

AV-Dissoziation ist ein Sammelbegriff für alle Rhythmuskombinationen, wo die Vorhöfe und Kammern sich aus ihren eigenen Impulsbildungsstellen aktivieren.

Die gewöhnlichsten Rhythmuskombinationen sind: Sinus- und AV-Rhythmus (Abb. 50), Sinus- und Kammerrhythmus und AV- und Kammerrhythmus. AV-Dissoziation entsteht, wenn die unteren Impulsbildungsstellen ungefähr die gleiche oder höhere Frequenz als die obenliegenden haben, oder wenn ein totaler Block vorliegt. Das EKG kann ein Bild von P-Wellen zeigen, die unabhängig von den QRS-Komplexen sind. Treten die P-Wellen so auf, daß der AV-Knoten die Impulse fortleiten kann, kommt eine frühere Kammeraktivierung zustande, sog. „ventricular capture". Bei AV-Dissoziation gibt es auch Möglichkeit, daß zwei Impulsgeber gleichzeitig die Kammern aktivieren. Dabei entsteht ein sog. Fusionsschlag, wobei QRS eine Verschmelzung der QRS-Komplexe ist, die jeweils von den beiden Impulsgebern entstehen. Darüberhinaus, daß eine AV-Dissoziation dann auftreten kann, wenn die Frequenz des Sinusknotens sinkt, kann sie auch auftreten, wenn die Frequenz des AV-Knotens oder der Kammern steigt, z. B. bei AV-Tachycardie, Kammertachycardie und auch beim totalen Block.

„Capture"

„Fusion"

Herzinsuffizienz

Nach einem Infarkt läßt die linke Kammer in ihrer Leistung oft nach – sie wird insuffizient. Damit eine Herzinsuffizienz aufkommen kann, muß der Infarkt sehr groß oder das übrige Myocard bereits geschädigt sein z. B. durch frühere Infarkte. Ein Ausfall der Kontraktionskraft des Myocards bringt eine unvollständige Entleerung der Kammern mit sich. Weil ein Infarkt vor allem die linke Kammer schädigt, ist es zuerst der Lungenkreislauf, der vom Stau betroffen wird, d. h. es entsteht eine Druckerhöhung in den Lungenvenen. Den Lungenstau kann man oft mit Hilfe von Röntgenbilder feststellen. Wenn sich der erhöhte Druck zurück zu den Lungenarterien fortpflanzt, kann man dies als einen verstärkten zweiten Ton über Pulmonalisklappe, d. h. im zweiten Intercostalraum links von Sternum – ICR 2 sinister hören. Das Herz hört man etwa so: Dünn – looop, dünn – looop, dünn – looop, während über der Aortenklappe in ICR 2 dexter normale Töne zu hören sind: düüün – lopp, düüün – lopp, düüün – lopp.

Verstärker 2. Ton

Kompensationsmechanismus

Der erhöhte Lungenvenendruck führt zu einer gewissen Füllungssteigerung der linken Kammer und damit des Schlagvolumens. Auf diese Weise wird unter anderem das Schlagvolumen der linken und der rechten Kammer bald gleich groß und die Steigerung des Drucks in den Lungenarterien gedämpft.

Dritter Ton

Die geänderten Füllungsverhältnisse der linken Kammer kann man manchmal durch Aufkommen eines dritten Tons wahrnehmen, wenn man das Herz auskultiert. Normalerweise hört man düüün – lopp, düüün – lopp, und wenn der dritte Ton aufgetreten ist, hört man über der Herzspitze: düüün – lopp – a, düüün – lopp – a.

Ein erhöhter Druck in den Lungenvenen bedeutet auch einen erhöhten Druck in den Lungenkapillaren und wenn der Druck ausreichend hoch ist, beginnt Flüssigkeit aus den Kapillaren auszutreten. Sie sammelt sich hauptsächlich in den Lungenbläschen – Alveolen, die dadurch am Ende der Exspiration mehr als gewöhnlich zusammengepreßt werden. Wenn sie sich am Anfang des nächsten Inspirationsvorganges öffnen, entsteht ein raschelndes Geräusch, und das Geräusch vieler Luftbläschen, die sich gleichzeitig öffnen, empfindet man bei Auskultation als Rasseln. Rasseln entsteht zuerst über den unteren Teilen der Lungen und gewöhnlich im rechten Flügel eher als im linken. Bei schwerer Herzinsuffizienz mit noch höherem Druck in den Lungenkapillaren tritt Flüssigkeit nicht nur um, sondern auch in die Alveolen aus. Auf dem Röntgenbild sieht man unregelmäßige Verschattungen in den Lungen. Die Patienten haben dabei eine stark vergrößerte Atemfrequenz und Rasseln wird nicht nur an der Basis, sondern im ganzen Lungenflügel gehört. Die Patienten klagen über Dyspnoe und schwammigen, blutgetränkten Auswurf. Damit hat die linksseitige Herzinsuffizienz ihre schwerste Form erreicht – das Lungenödem. Normalerweise wird die Herzinsuffizienz nicht so stark, daß ein Lungenödem entsteht, kommt es aber doch dazu, dann gleich in den ersten Stunden nach dem Infarktbeginn. Bei hämodynamischen Studien hat man gesehen, daß die Herzinsuffizienz ihr Maximum in den ersten Tagen erreicht und in der ersten Woche schnell zurückgeht.

Rasseln

Lungenödem

Beim Lungenödem ist die Sauerstoffsättigung des Blutes sehr erschwert, aber sogar bei leichteren Formen der Linksinsuffizienz kann sie herabgesetzt sein, wobei dieser Zustand mehrere Wochen andauern kann. Die Sauerstoffsättigung untersucht man am besten durch Bestimmung des

Sauerstoffdruckes im arteriellen Blut – pO_2. Wenn man routinemäßig allen Patienten Sauerstoff gibt, ist es nicht notwendig pO_2 zu bestimmen, außer bei Komplikationen. Der Körper versucht so lange wie möglich sein HMV ausreichend hoch zu halten, und wenn das Schlagvolumen beim Infarkt erniedrigt wird, wird dies durch Erhöhung der Schlagfrequenz kompensiert. Eine konstante Sinustachycardie kann ein frühes Zeichen für Herzinsuffizienz sein, sie kann aber auch andere Ursachen haben. Eine Sinustachycardie kann auch Ergebnis der Herzinsuffizienz, aber auch umgekehrt kann die Linksinsuffizienz eine Folge von Tachycardie sein. Hier stellt sich die Frage, ob Arrhythmien mit einer viel höheren Frequenz oder mit mäßig hoher Frequenz und Wegfall von Vorhofkontraktionen mehr zu Kammerfüllung beitragen.

Hauptpunkte in der Behandlung der linksseitigen Herzinsuffizienz sind:

Erhöhtes Kopfende

Abschnüren

1. Durch Erhöhung des Kopfendes und Senkung des Fußendes des Bettes kann man eine Umleitung des Blutes von den Lungenvenen in die Körpervenen erreichen. Beim Lungenödem pflegt man diese Behandlung mit Abschnüren zu unterstützen, d. h. mit einer bis auf 100 mm Hg aufgeblasenen Blutdruckmanchette verhindert man den Rückfluß von wechselweise 3 Extremitäten nacheinander.

Digitalis

2. Mit Digitalis kann man die Kontraktionskraft der Herzmuskelfasern steigern. Digitalis bewirkt aber gleichzeitig mehr oder minder gefährliche Arrhythmien. Dieses Risiko kann man wie bei Sinusbradycardie, AV-Rhythmus, AV-Block und ventrikulären Extrasystolen verhindern, indem man so lange wie möglich Digitalis mit Diuretica ersetzt und auch kurzwirkende Digitalispräparate anwendet, z. B. g-Strophantin und gibt die Tagesmengen auf mehrere Dosen/Tag aufgeteilt – g-Strophantin 0,12 mg 2–3 mal pro Tag. Die Tagesmengen werden bei Hypokaliämie genauso wie bei älteren Leuten, dann bei Digitalisüberempfindlichkeit und bei Niereninsuffizienz herabgesetzt, weil hier Digitalis langsamer ausgeschieden wird.

Diuretica

Hydromedin®
Lasix®

3. Mit Diuretica kann man die renale Ausscheidung von Ödemkomponenten, Natrium und Wasser steigern. Die Mehrzahl von Diuretica arbeitet gleichzeitig blutdrucksenkend und darum nimmt man bei Hypotension ein Diuretikum mit kleinerem blutdrucksenkendem im Vergleich zum diuretischen Effekt. Man erstrebt bei Behandlung des Lungenödems auch eine schnell einsetzende Wirkung wie z. B. bei Lasix oder Hydromedin.

Theophyllin

4. Beim Lungenödem verwendet man auch ein Theophyllinpräparat, das in manchen Fällen den Lungenvenendruck senkt und die Diurese steigert. Durch seine bronchiendilatierende Wirkung ist es auch bei Asthma cardiale indiziert, d. h. wenn bei der Herzinsuffizienz eine Bronchienkonstriktion vorliegt. Theophyllin besitzt keine gefährlichen Nebenwirkungen, kann aber bei schneller Injektion Übelkeit, Brechreiz und Tachycardie hervorrufen.

Morphin

5. Beim Lungenödem pflegt man auch Morphinpräparate zu verabreichen. Ihre wesentliche Aufgabe ist Angstgefühle und Tachypnoe zu unterdrücken, die zum Lungenödem gehören.

Sauerstoff

6. Beim Lungenödem gibt man Sauerstoff durch Maske und Blasebalg, um seine Konzentration in der Einatmungsluft zu erhöhen. Wenn man das Ausatmungsventil geschlossen hält und den ungefähr halb vollen Blasebalg am Ende eines jeden Einatmungsvorganges etwas zusammendrückt, erhöht

man den Druck in den Alveolen und wirkt der Entwicklung des Lungenödems entgegen.

Mit diesen Maßnahmen ist die Mortalität beim Lungenödem klein.

Die akute rechtsseitige Herzinsuffizienz ist hier nicht behandelt worden, weil die linksseitige fast immer dominiert und weil sie der Therapie entbehrt.

Bei einer Arrhythmie-bedingten Herzinsuffizienz ist indessen sowohl die rechte als auch die linke Kammer betroffen, auch wenn die Insuffizienz der linken Kammer aufgrund des dort vorliegenden Infarktes dominiert.

Schock

Wenn der Körper trotz einer kompensatorischen Tachycardie nicht das HMV aufrechterhalten kann, ist das Gehirn das erste Organ, das unter der verminderten Zirkulation leidet. Dies zeigt sich normalerweise in Müdigkeit und Benommenheit. Wenn man dann das Kopfende des Bettes senkt, kann man die Gehirnzirkulation etwas verbessern.

Wenn das HMV zu sinken anfängt, und der Herzkreislauf bedroht wird, setzt der Körper sein Kompensationsmechanismus in Gang, der darin besteht, die kleinen Arterien in Bauch und Extremitäten zusammenzuziehen, die die periphäre Resistenz erhöhen. Dadurch wird der Blutdruck aufrechterhalten und der lebenswichtige Kreislauf der Herz- und Hirngefäße gesichert. Wenn das HMV so stark absinkt, daß der Kompensationsmechanismus nicht imstande ist, den Blutdruck aufrechtzuerhalten, kommt es zum Schock. Für die Diagnose Schock genügt nicht nur ein niedriger Blutdruck – 90 mm Hg und weniger – sondern auch Anzeichen für schlechteren Gehirnkreislauf in Form von Benommenheit, schlechterem Nierenkreislauf, was sich in kleinen Urinmengen wiederspiegelt, und schlechter periphärer Zirkulation in Form von kalten, weißen Händen und Füßen.

Niedriger Blutdruck
Bewußtlosigkeit
Kleine Urinmengen

Kalte, weiße Haut

Die Mechanismen, die zum Schock führen, sind nicht ganz bekannt, z. B. der Zusammenhang zwischen Verkleinerung des HMV und Steigerung des periphären Gefäßwiderstandes. Eine weitreichende Myocardschädigung wird jedoch als die grundlegende Ursache angesehen. Die Lage des Infarkts und der daraus resultierende Zustand des Myocards sind ebenfalls von Bedeutung. Das erniedrigte HMV und niedriger Blutdruck führen nicht nur zur schlechterer Durchblutung des Gehirns und der Nieren, sondern die Durchblutung der Herzkranzgefäße wird kleiner und daraus entwickelt sich ein erhöhtes Risiko für die Infarktausbreitung und eine weitere Minderung des HMV.

Mortalität

Die Mortalität beim Schock ist sehr hoch, in den meisten Fällen 80–90%, aber trotz allem soll man mit der manchmal lebensrettenden Behandlung beginnen:

Bicarbonat, O_2

A. Die verminderte Durchblutung und damit Sauerstoffversorgung des Gewebes führt zur metabolischen Azidose und diese soll durch intravenöse Zufuhr von Bicarbonat und erhöhte Menge von Sauerstoff in der Atemluft behandelt werden.

Arrhythmiebehandlung

B. Der Schock kann manchmal als Folge von Arrhythmien entstehen. Darum ist es wichtig, daß diese Arrhythmien so schnell wie möglich behandelt werden. Solche Fälle von Hypotension und einzelne Fälle von Schock können, wenn sie mit einer relativen Bradycardie verbunden sind, etwa weniger als 70 Schläge/min, folgerichtig mit Scopolamin behandelt werden.

Volumenexpansion mit Plasma

C. Gewisse Fälle von Schock beruhen auf einem verminderten Blutvolumen, gesteigertem Gefäßvolumen oder beidem – Hypovolämie. Schnellinfusion von Flüssigkeit – Volumenexpansion mit Plasma – soll dabei immer versucht werden, aber nur unter Kontrolle von zentralem Venendruck, Pleuradruck, Rasselgeräuschentwicklung, Blutdruck und mit Hilfe von Katheter sogar auch von Lungenarterien- und Aortadruck. Man infundiert 200 ml 5,5%ige Glukoselösung so schnell wie möglich und nach ein paar Minuten untersucht man den Patienten. Wenn der Blutdruck sich nicht normalisiert, das Lungenrasseln sich nicht sicher verstärkt und der Zentralvenendruck 10 cm Wasserdruck nicht überstiegen hat, infundiert man vom Neuen, aber nicht mehr als dreimal insgesamt. Wenn der Blutdruck des Patienten bis 90 mm Hg steigt und anschließend wieder fällt, so kann es notwendig sein, weiter mehrere Infusionen zu geben, so lange Rasselgeräuschentwicklung und Zentralvenendruck nicht steigen.

**Noradrenalin
Isoprenalin
Glukagon**

D. Es gibt eine Menge Arzneimittel, die entweder die Kontraktionskraft des Herzens oder bzw. und den peripheren Gefäßwiderstand steigern. Dazu gehören Noradrenalin, Isoprenalin, Glukagon usw. Es herrscht eine große Uneinigkeit über den Wert dieser Präparate, da sie alle die Arbeitsfähigkeit des Myocards und damit sein Sauerstoffbedarf steigern, obgleich zur selben Zeit beim Herzinfarkt ungenügende Zirkulation in den Herzkranzgefäßen vorhanden ist. Dies kann zur Ausbreitung des Infarktes führen. Es ist wichtig beim Dosieren von Noradrenalin genau darauf acht zu geben, daß der Blutdruck nicht höher als 90 mm Hg liegt.

Kreislaufunterstützung

E. Da das Pumpvermögen des Herzens beim Schock herabgesetzt ist, hat man in den letzten Jahren verschiedene mechanische Hilfsmittel entwickelt, um das Herz in den ersten kritischen Tagen von einem Teil der Arbeit zu entlasten. Eine solche Art von Kreislaufunterstützung ist Pumpen mit Ballon in die Aorta. Dazu führt man einen Katheter, der an der Spitze einen langen und schmalen Ballon hat, durch die Arteria femoralis bis zum absteigenden Teil des Aortenbogens ein. Das Pumpen geht so vor sich, daß der Ballon schnell mit Gas am Anfang jeder Diastole gefüllt und dann kurz vor der darauffolgenden Systole entleert wird. Auf diese Weise erreicht man zwei Vorteile. Teils steigt dadurch der diastolische Druck und damit die Myocarddurchblutung, teils wird der systolische Druck kleiner und dadurch auch die Arbeit der linken Kammer und der Blutbedarf. Dabei wird das Risiko der Infarktausbreitung geringer.

**Schockindex
Niedriger Blutdruck
Hohe Atemfrequenz
Infarkt – EKG**

Sogar bei der Kreislaufunterstützung ist die Schockmortalität sehr hoch, und darum ist es von großem Vorteil, mit der Schockbehandlung anzufangen, bevor sich der Schock manifestiert. Die wichtigsten Schockvorzeichen sind niedriger Blutdruck und hohe Atemfrequenz. Um mit der Schockbehandlung im Voraus zu beginnen, muß man selbstverständlich wissen, daß die Patienten einen Infarkt haben. Bei Patienten mit infarktpositivem EKG kann man mit Hilfe von Anfangswerten für Blutdruck und Atemfrequenz mit großer Sicherheit voraussagen, bei welchen sich der Schock entwickeln wird und bei welchen nicht (Abb. 51).

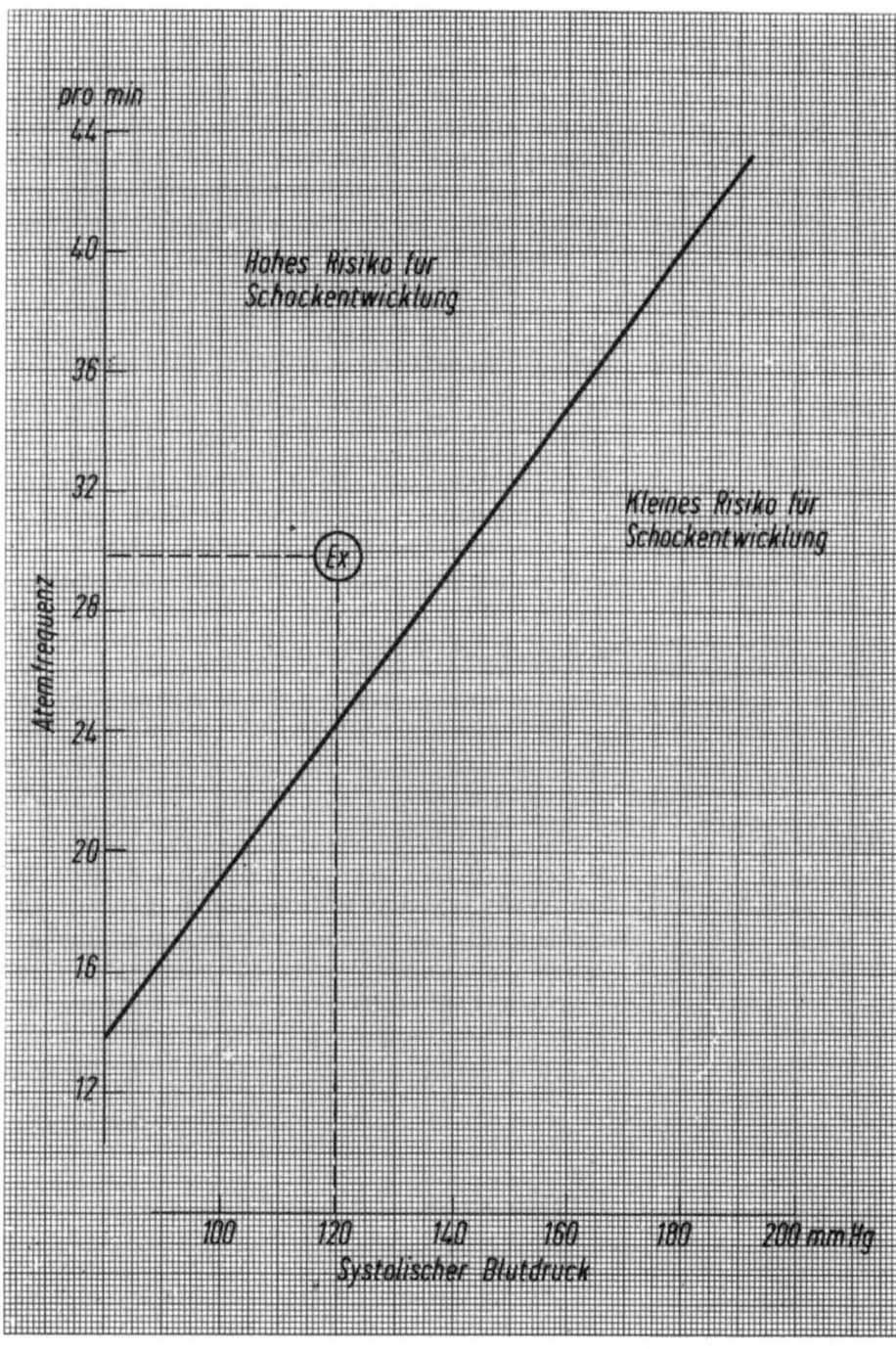

* Dieses Nomogramm ist durch den Verlag zu beziehen.

Abb. 51   Nomogramm* für die Berechnung des Risikos einer Schockentwicklung (nach O. Nyquist, 1972). Das Normogramm soll nur bei Patienten angewandt werden, die EKG-Zeichen für einen frischen Infarkt bei Aufnahme vorweisen (lokalisierte ST-Erhöhungen). Auf der Basis der **Aufnahmewerte** für systolischen Blutdruck und Atemfrequenz zeichnet man sie in das Normogramm ein und findet Schnittpunkte aus der senkrechten (entsprechend dem Blutdruck des Patienten) und der waagrechten Linie (entsprechend der Atemfrequenz). Wenn der Schnittpunkt oberhalb der eingezeichneten Schrägen liegt, birgt der Patient ein sehr hohes Risiko, ein Schockbild zu entwickeln.
Ex: Ein Patient, eingeliefert mit Infarktverdacht. Das EKG zeigt einen frischen Vorderwandinfarkt. Die Atemfrequenz beträgt 30/min und der systolische Blutdruck 120 mm Hg. Das Risiko für eine Schockentwicklung ist groß – der Schnittpunkt liegt deutlich über der schrägen Linie im Diagramm.

Herzruptur

Tamponade

Wenn eine Ruptur der Wand in der linken Kammer aufkommt, geschieht dies normalerweise in der ersten Woche, oft in den ersten Tagen. Gewöhnlich handelt es sich um eine Ruptur der ganzen Wand bis zum Herzbeutel, der sich schnell mit Blut füllt und das Herz hindert, sich selbst zu füllen – Tamponade. Klinisch manifestiert sich dies als plötzlicher Kreislaufstillstand, aber im Unterschied zu dem, der sich aus der Arrhythmie entwickelt, hat man hier in den ersten Minuten einen unveränderten QRS-Komplex zusammen mit Sinus- und AV-Tachycardie. Später kann der Ryhtmus in Tachycardie übergehen und der QRS-Komplex sich kräftig verändern.

Septumruptur

Die Ruptur kann auch andere Teile der linken Kammer ergreifen. Eine Septumperforation führt nicht unmittelbar zum Tode, aber wohl zur plötzlichen rechtsseitigen Herzinsuffizienz mit Dyspnoe, gut gefüllten Halsvenen und auch schnell zum Leberstau. Gleichzeitig kann man das Aufkommen eines systolischen Blasgeräusches bemerken, dessen maximale Intensität zwischen Sternum und Herzspitze liegt. Wenn die Patienten die ersten Wochen überleben, was ungewöhnlich ist, kann anschließend der Schaden chirurgisch behoben werden.

Papillarmuskelruptur

Die Klappen zwischen linken Kammer und linkem Vorhof – Mitralisklappen – werden während der Kammersystole gehindert, in den Vorhof zurückzuschlagen und undicht zu werden mit Hilfe von Chordae tendinae, die sich von den Klappenrändern hinunter in die Kammer erstrecken und dort mit bestimmten kleinen Muskeln – Papillarmuskeln – festgehalten werden. Diese Muskeln können auch vom Infarkt betroffen sein und manchmal reißen. Dabei werden die Mitralisklappen plötzlich undicht und die Patienten sterben schnell an den Folgen eines Lungenödems. Papillarmuskelriß kommt viel seltener vor als die -insuffizienz. Das führt nur zu einer kleinen Insuffizienz der Muskelklappen, doch kann dies zur linksseitigen Herzinsuffizienz beitragen. Eine Mitralisinsuffizienz kann man am systolischen Blasgeräusch mit Maximum über der Herzspitze erkennen.

Embolien

Auf dem Endocard bilden sich manchmal Thromben um das infarzierte Geblet. Manchmal kann ein Stück eines solchen Thrombus sich lösen und dem Blutstrom als ein Embolus folgen. Dies geschieht meistens in der zweiten Woche. Die meisten Embolien setzen sich in den Hirn- oder Beinarterien fest. Eine Hirnembolie kann sich als plötzliche und vorübergehende Bewußtlosigkeit, Sprachschwierigkeit, halbseitige Lähmung oder als Kombination dieser Symptome zeigen. Ein Beinembolus verursacht dort Schmerzen. Wenn man das Bein untersucht, so bemerkt man, daß es kalt und zuerst weiß und dann zyanotisch wird und kein Puls mehr getastet werden kann.

Zum Hirn

Zum Bein

Zu den Lungen

Stilliegen im Bett erleichtert zusammen mit verlangsamter Blutzirkulation das Aufkommen von Thrombosen in Beinvenen, Symptome können Spannungsgefühl und Schmerz sein, sie können aber auch gänzlich fehlen. Sogar von hier kann sich ein Stück lösen und mit dem Blutstrom als Embolus zu den Lungen folgen. Symptome dabei können sein: Druck in der Brust, Atemnot, Husten, mit Blut vermischter Auswurf, Angst und stechender Schmerz. Bei der Untersuchung kann man Tachypnoe, Zyanose, einen verstärkten 2. Ton über dem ICR 2 sinister und später pleurale Rasselgeräusche feststellen. Auf dem EKG können Verschiebungen der elektrischen Wellen nach rechts gesehen werden, d. h. in der Ableitung I sieht man eine Verkleinerung der R- und eine Vergrößerung der S-Zacken und in der Ableitung V_2 können T-Senkungen hinzukommen. In den Laborwerten findet man gewöhnlich einen verminderten pCO_2 und auch einen mehr oder weniger geringen O_2-Druck mit gelegentlich erhöhtem Serum – LDH. Alle diese Symptome oder Befunde kommen nicht gleichzeitig vor.

Antikoagulantien
Heparin

Um die Thrombosen zu vermeiden, gibt man den meisten Patienten Antikoagulantien. Gleichzeitig wird allen Patienten von Krankengymnastinnen beigebracht, systematisch die Beine zu bewegen, und es ist wichtig, daß das ganze Personal hilft, daß dies mehrmals täglich geschieht.

Pericarditis

Entzündungen rund um den Infarkt können sich im Pericard ausbreiten und bis zur totalen Pericarditis anwachsen. Nach einigen Tagen kann man dabei manchmal ein knisterndes Pericard-Geräusch über dem Herzen hören. Das Geräusch folgt dem Herzrhythmus, kommt sowohl in der Systole als auch der Diastole vor, und hört sich wie Schritte im klirrenden Schnee an – Pericardreiben. In einzelnen Fällen kann sich diese Pericarditis so ausbreiten, daß man auf dem EKG die den Infarkt kennzeichnende ST-Erhöhungen nach einem oder zwei Tagen von allgemeinen ST-Erhöhungen abgelöst sieht. Die Pericarditis verursacht manchmal Brustschmerzen in der Nacht, die mit der Atmung in der Stärke variieren. Beides, Reibegeräusch und Schmerzen verschwinden schnell und bedürfen keiner anderen Behandlung als in einzelnen Fällen mit Analgetica.

PMI-Syndrom

Fieber, Müdigkeit
BSG-Anstieg
Pleura-, Pericardexsudat

Wenn ein Herzinfarkt-Patient zwischen 2. und 6. Woche nach Infarktbeginn aufs Neue Fieber bekommt, Müdigkeit und Krankheitsgefühl zeigt, röntgenologische Zeichen für Pleura- oder Pericardexsudat und gestiegene BSG sichtbar werden, soll man an ein Post-Myocard-Infarkt-Syndrom denken. Dies wird als Autoimmunreaktion der geschädigten Herzmuskelzellen angesehen. Das Fieber ist oft sehr mäßig und meist mit leichter Anämie verbunden. Pleuro-Pericard-Schmerzen können vorkommen, dies ist ein wichtiges Symptom. Manchmal sieht man auf den Herz-Lungen-Röntgenbildern ein uncharakteristisches Infiltrat im Lungenparenchym, genauso wie in Pleura oder Pericard. Man findet keine spezifischen Laborwerte für die Diagnose,

Corticosteroidbehandlung
Prednisolon

man muß diese aufgrund der Symptome stellen und schnell mit Corticosteroidbehandlung beginnen. Prednisolon in einer Dosierung von 40–60 mg/die hat oft eine dramatische Einwirkung auf Fieber, Exsudat und allgemeines Befinden. Die Prednisolondosen können schon nach einigen Tagen sukzessiv reduziert werden, die Behandlung jedoch soll ein bis mehrere Monate andauern.

Herzinfarktstationen

Die Behandlung eines Patienten mit Kreislaufstillstand beruhte früher darauf, daß man den Brustkorb öffnete und das Herz massierte. Wenn der Kreislaufstillstand auf Kammerflimmern beruhte, legte man dann jeweils eine Elektrode an jeder Seite des Herzens an und gab einen elektrischen Schock. Das Ergebnis dieser Methoden war sehr schlecht, teils darum, weil nur bestimmte Ärzte und sonst niemand kompetent war, den Brustkorb zu öffnen, teils weil sogar in den Händen des erfahrenen Arztes zu viel Zeit in Anspruch genommen wurde. Bei einem Kreislaufstillstand hat man höchstens 5 Minuten Zeit, jede Art von Stillstand zu unterbrechen, weil das Gehirn das erste Organ ist, das einen irreversiblen Schaden erleidet.

Herzmassage

Unterstützende Beatmung

Anfang der 60er Jahre verbreitete sich die Ansicht, daß man den Kreislauf mit einer äußerlichen Massage unterstützen kann, indem man den Brustkorb komprimiert und daß man das Herz ebenfalls von der Brustwand aus defibrillieren kann. Unterstützende Beatmung kannte man schon früher. Immer größere Gruppen des Krankenhauspersonals erlernten die Technik der äußerlichen Herzmassage und dadurch konnte die Behandlung eines Kreislaufstillstands früher einsetzen und das Ergebnis verbessert werden. Am besten war das Ergebnis im OP-Saal und am schlechtesten im Wachzimmer. Die Erklärung für diesen Unterschied ist, daß man im OP-Saal schneller den Kreislaufstillstand entdeckt und unmittelbar Zugang zum wiederbelebungsgeschulten Personal und zur vollständigen Ausrüstung hat.

Auf den Wachstationen gibt es sicher Infarkt-Patienten, die Kreislaufstillstände erleiden. Es war darum eine logische Entwicklung, daß ein Teil der Krankenhäuser begann, Herzinfarktpatienten, EKG-Überwachungsgeräte, Wiederbelebungsausrüstungen und wiederbelebungsgeschultes Personal auf bestimmte Stationen zu konzentrieren; in USA und England werden sie Coronary Care Units genannt. Auf diesen Stationen begann die Mortalität sofort zu sinken. Diese Art der Überwachung hat sich schnell in der ganzen Welt verbreitet und die letzten Berichte aus Krankenhäusern mit solchen Stationen zeigen eine Mortalität von 15–25% gegenüber 30–40% früher. Das Sinken der Mortalität kann bescheiden klingen, aber mit Rücksicht darauf, daß der Herzinfarkt eine normale Krankheit ist, bedeutet dies gleichzeitig viele gerettete Leben. Die Prognose für Patienten aus den Herzinfarktstationen ist gleich nach der Entlassung genauso gut, wie bei den anderen drei Jahre nach der Entlassung. Man sollte vermuten, daß die, die auf den Infarktstationen gerettet werden, sogenannte Herzinvaliden seien, doch ist dies nicht der Fall. Untersuchungen zeigen, daß es vor allem die Arrhythmieüberwachung und -behandlung auf einer Infarktstation von Bedeutung sind.

Das Niveau von Herzinfarktstationen resultiert daraus, wie schnell und effektiv man den Kreislaufstillstand behandeln kann. Mit Hilfe von kontinuierlicher EKG-Überwachung auf diesen Stationen kann man sofort dem Kreislaufstillstand entgegenwirken, weil man ihn bereits an Vorzeichen in Form gewisser Arrythmien erkennt. Man begann hier diese Arrythmien im Voraus zu behandeln und so gelang es, die Anzahl der Kreislaufstillstände zu vermindern.

Nach diesem Prinzip, Vorstadien der Arrhythmiekomplikationen zu diagnostizieren und zu behandeln, versucht man jetzt den komplizierten Herzinsuffizienzformen und dem Schock vorzubeugen.

AUSWAHL DER PATIENTEN

Welche Patienten sollen auf Infarktstationen beobachtet werden?

Da es oft mehrere Tage dauert, eine sichere Infarktdiagnose zu stellen und da die Infarktmortalität gerade hier am größten ist, soll man alle Patienten mit Infarktverdacht auf diese Station legen, die während der letzten zwei Tage eingeliefert wurden. Das bedeutet erfahrungsgemäß, daß eine Infarktstation so dimensioniert sein soll, daß die Gesamtheit der Infarktfälle und Infarktverdachte Platz findet. Wieviele Betten man für diesen Zweck benötigt, hängt auch von der Frage ab, wie lange sie auf dieser Station beobachtet werden sollen. Beobachtungszeit variiert zwischen 2 und 7 Tagen. In Schweden wird empfohlen, daß die Patienten auf den Infarktstationen ohne gefährliche Komplikationen bis zu drei Tagen, wenigstens aber zwei Tage überwacht werden. Sogar wenn man die Station nach diesen Überlegungen dimensioniert, kommt es manchmal vor, daß nicht alle Infarktpatienten aufgenommen werden können.

Eine Infarktabteilung eignet sich sogar gut für die Beobachtung und Behandlung anderer akuter Herzerkrankungen z. B. Arrhythmien.

INFARKT-KRANKENSCHWESTER

Die Krankenschwestern sind Schlüsselpersonen auf der Infarktstation. Im Unterschied zum Stationsarzt sind sie immer da und können dabei öfters nach den Patienten sehen, die ganze Zeit das EKG beobachten das jede Veränderung des Zustandes registriert; sie können auch unmittelbar bei akuten Komplikationen eingreifen. Aber damit sie ihre Aufgabe voll erfüllen können, benötigen sie eine Spezialausbildung, die zuerst theoretisch ist und anschließend von einer sukzessiven Ausbildung in der praktischen Arbeit gefolgt wird. Diese Spezialausbildung kann durch regelmäßige Gespräche mit den Stationsärzten vervollständigt werden.

Auch wenn die Krankenschwestern auf einer Infarktstation höchstes technisches und praktisches Wissen benötigen, ist es mindestens genauso notwendig, daß sie ein Milieu der Ruhe und Zuversicht um die Patienten schaffen. Die Patienten haben oft zuerst an Schmerzen oder Atemnot gelitten, dann Bescheid bekommen, daß es sich um einen sicheren oder vermuteten Infarkt handelt und wissen normalerweise, wie unsicher die Heilungsaussichten sind. Dabei sind sie auf den Infarktstationen auch von Geräten, Infusionsflaschen, Kabeln und Schläuchen am Körper umgeben. Diese Patienten brauchen sehr viel Aufklärung, Ruhe und Aufmunterung durch das Personal.

Aufgaben der Krankenschwester

Wenn ein Patient auf die Station eingeliefert wird, beginnt die Krankenschwester ihm und seinen Angehörigen zu erklären, daß die Abteilung dazu dient, Patienten mit Verdacht auf Infarkt in den ersten Tagen des Krankenhausaufenthaltes zu überwachen. Alle Schläuche, Kabel und Geräte werden damit gerechtfertigt, daß sie die Sicherheit steigern. Angehörige sollen auch über Besuchszeiten, Telefonzeiten usw. unterrichtet werden.

EKG-Anschluß

Gleich nachdem die Patienten eingeliefert werden, sollen sie an das EKG angeschlossen werden. Dazu braucht man drei Elektroden, die auf dem Brustkorb so befestigt werden, wie die Abb. 52 zeigt.

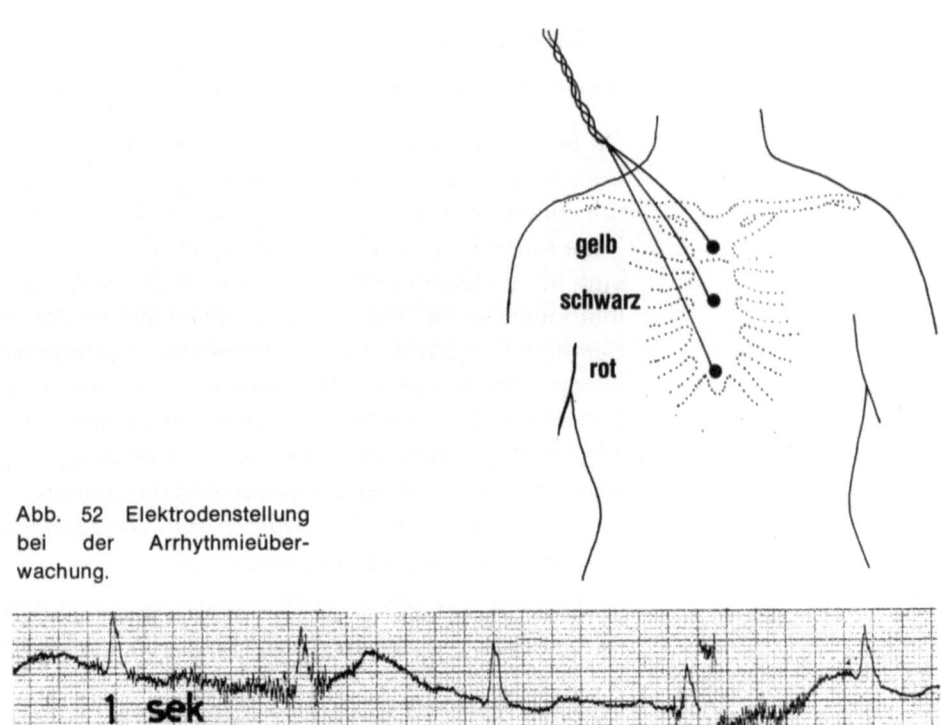

Abb. 52 Elektrodenstellung bei der Arrhythmieüberwachung.

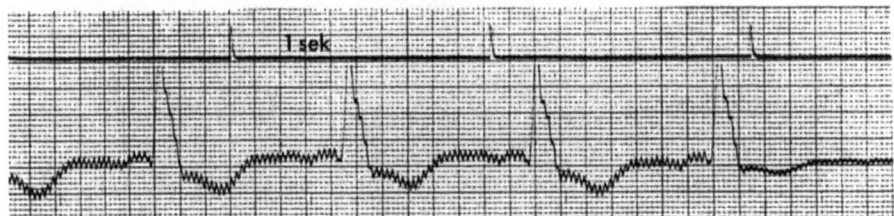

Abb. 53 EKG mit Muskelstörungen

Abb. 54 EKG mit Wechselstromstörungen

Mit dieser Befestigung erreicht man, daß sowohl P als auch QRS sichtbar werden, und an diesen Stellen sind die Störungen durch die Muskelkontraktionen gering. Die ausgewählten Stellen werden kräftig mit einem äthergetränkten Wattebausch abgerieben, so daß die Haut gerötet wird. Dies ermöglicht einen guten Kontakt zwischen Haut und Elektroden. Die Elektrodenpaste vom gewöhnlichen Typ wird in normalen Mengen angewandt. Die Kabel werden so angeschlossen, wie die Abb. 52 zeigt. Auf dem Schirm des Oszilloskops kontrolliert man, ob man eine ausreichend große QRS-Zacke findet. Wenn die Zacke zu klein ist, kann man sie auf dem Oszilloskop verstärken. Eine Zacke ausreichender Größe ist notwendig, um den Frequenzmesser in Gang zu setzen. Die Alarmgrenzen auf dem Frequenzanzeiger setzt man normalerweise bei 50 und 120.

Muskelstörungen

Manchmal gibt der Frequenzanzeiger einen falschen Alarm. Muskelkontraktionen können „Extra-Zacken" (Abb. 53) und dadurch einen falschen Tachycardie-Alarm verursachen.

Wenn die Patienten ihre Lage im Bett verändern, ändert auch das Herz seine Lage und so können die QRS-Zacken manchmal schrumpfen oder verschwinden, so daß man einen Bradycardie-Alarm bekommt. Normalerweise sind die R- oder S-Zacken größer als die T-Wellen, aber manchmal erreichen alle die gleiche Größe, und so werden die T-Wellen auch gemessen, was eine doppelte Frequenz verursacht und einen Tachycardie-Alarm auslöst. In solchen Fällen muß man die rote oder gelbe Elektrode so verschieben, daß man von diesem Zustand abkommt. Manchmal bekommt man Wechselstromstörungen auf dem EKG, die sich als feinwellige Veränderungen der EKG-Linien zeigen (Abb. 54). Solche Störungen sieht man manchmal gleich nachdem das EKG angeschlossen wurde – in diesem Falle beläßt man diesen Zustand für ca. eine Stunde. Die Störungen pflegen nämlich von allein zu verschwinden, nachdem die Elektrodenpaste in die Haut eingedrungen ist. Wenn die Störungen groß sind, ist es ratsam, die Elektroden nach einem erneuten Waschen der Haut neu anzulegen.

Sauerstoffversorgung Einmal-Maske

Nachdem man das EKG sowohl auf dem Zimmer- als auch dem Zentraloszilloskop eingestellt hat, beginnt man alles für die Sauerstoffversorgung vorzubereiten, entweder durch die Einmal-Maske, die man mit zwei Gummischlaufen um die Ohren befestigt, oder durch einen Einmal-Nasen-Rachen-Katheter. Es ist wichtig, daß der Katheter tief genug befestigt wird. Der Nasen-Rachen-Katheter soll darum zuerst gemessen werden, und zwar so, daß ein Ende bis zu den Ohrläppchen reicht. Dann mißt man mit den Fingern den Abstand bis zur Nasenspitze. An dieser Stelle wird ein schmales Heftpflaster rund um den Katheter befestigt. Anschließend wird der Katheter in Carbocain- bzw. Xylocainsalbe getaucht und durch ein Nasenloch bis zum Pflaster eingeführt. Mit diesem Pflaster wird er an der Nase befestigt. Der Sauerstoffzufluß wird auf 4 l/min eingestellt.

Zentraler Venendruck

Bei allen Patienten mit verhältnismäßig starkem Verdacht auf Herzinfarkt legt man eine Glukose-Infusion an, um später eine mögliche Zufuhr von Medikamenten zu erleichtern. Eventuelle Blutproben können gleichzeitig mit der Katheterlegung entnommen werden. Es ist vorteilhaft eine automatische Kontrolle der Infusionsgeschwindigkeit zu haben, wenn die Arzneimittel kontinuierlich zugeführt werden. Ein zentral gelegener Katheter kann Aufschluß über den zentralen Venendruck geben. Dieser kann durch die linke Halsvene, die Vene in der rechten medialen Armbeuge (die gegenüberliegenden Seiten sind für eine eventuelle Pacemakerelektrode reserviert) oder die Vena subclavia eingeführt werden. Normalerweise kann der zentrale Venendruck aus dem Füllungsgrad der Halsvenen in halbsitzender Stellung errechnet werden.

Diagnostisches EKG mit 12 Ableitungen

Jetzt ist die routinemäßige Überwachung und Behandlung abgeschlossen und die Untersuchung kann beginnen. Der Stations- oder Jourarzt nimmt Anamnese und Status auf. Die Krankenschwester schreibt das diagnostische EKG mit 12 Ableitungen.

Arrhythmieaufzeichnung

Es ist wichtig, daß in der Zeit, in der man im Zimmer z. B. mit einem neu eingelieferten Patienten beschäftigt ist, das große Oszilloskop mit dem EKG aller Patienten nicht ohne Überwachung bleibt. Kammerflimmern kommt manchmal ohne eine Vorwarnung in Form anderer Arrhythmien; wenn man sie entdeckt und behandelt, kann das Kammerflimmern meist vermieden werden. Sobald man eine Arrhythmie auf dem Monitor entdeckt, soll man versuchen, sie aufzuzeichnen. Wenn kein Zweifel über die Arrhythmiediagnose besteht, wird sie von der Krankenschwester selbst nach dem Stationsbehandlungsprogramm behandelt und dem Stations- oder Jourarzt bei erster Gelegenheit mitgeteilt. In unklaren und zweifelhaften Fällen nimmt man Kontakt mit dem Stations- oder Jourarzt auf.

Regelmäßige klinische Kontrollen

Jede Stunde wird der Zustand des Patienten kontrolliert. Man liest die Frequenz vom Anzeiger ab, mißt den systolischen und diastolischen Druck und zählt die Atemfrequenz. Gleichzeitig prüft man die Psyche des Patienten. Wenn Niedergeschlagenheit oder Trübsinnigkeit gleichzeitig mit Sinken des Blutdrucks aufkommen, soll man, vorausgesetzt, es besteht keine Atemnot, das Kopfende des Bettes in die Horizontallage senken. Wenn die Psyche beeinflußt ist, oder der systolische Druck unter 100 fällt, soll man auch die Finger der Patienten mit Rücksicht auf Kälte und Verfärbung inspizieren, die als äußerliches Zeichen für schlechten Kreislauf gelten. Aus dem gleichen Grund soll die Urinproduktion beobachtet werden. Alle diese Untersuchungen – Puls, Blutdruck, Atemfrequenz, Psyche, periphärer Kreislauf, Urinproduktion – werden auf einem Beobachtungsblatt eingetragen.

Dort werden auch alle beobachteten Arrhythmien mit ihrer Zeitdauer eingetragen. Zu gleicher Zeit, wo die Krankenschwester jede Stunde beim Patienten ist, um ihn zu untersuchen, soll sie am Tage den Patienten dazu bringen, die Beine zu bewegen und Atemübungen nach den Vorschriften der Krankengymnastin auszuführen.

Vormittags und Nachmittags machen die Ärzte zusammen mit den Krankenschwestern eine Visite auf der Station. Dabei geht man systematisch von einer Frage zur anderen:

Visitenroutine

1. Infarkt oder nicht? Findet man Anhaltspunkte für den Infarkt in der Anamnese? Im EKG-Verlauf? In den Enzymwerten? Sobald man den Infarkt ausgeschlossen hat, werden die Patienten normalerweise auf eine Pflegestation für die weitere Behandlung verlegt.

2. Gibt es Komplikationen in Form von Arrhythmien? Herzinsuffizienz? Schock? Pericarditis? Mitralisinsuffizienz? Kammerseptumdefekt? Für jede festgestellte Komplikation nimmt man Stellung zur Behandlung.

3. Keine gefährlichen Komplikationen innerhalb der letzten 48 Stunden? In diesem Fall Verlegung auf die Nachbehandlungsstation für die weitere Pflege.

4. Gib dem Patienten Bescheid und antworte auf die Fragen.

Im Zusammenhang mit der Visite sollen sowohl die Krankenschwestern als auch der Arzt das Herz und die Lungen auskultieren, was für die Krankenschwester eine fortgeschrittene Ausbildung bedeutet. Entlassungen aus den Stationen sollen alle am Tage geschehen. Wenn die Patienten die Station verlassen, erklärt ihnen die Krankenschwester, daß die große Gefahr vorüber ist, und daß die Nachbehandlungsstation oder eine andere Pflegestation ruhiger für ihn sind.

Verantwortungsfrage

Die Krankenschwester auf der Infarktstation trägt wie sonst die Verantwortung für die ganze Pflege, die traditionell zu ihrem Aufgabenbereich gehört. Wenn sie die Aufgabe übernimmt, die früher zum ärztlichen Bereich gehörten, z. B. Diagnose und Therapie, bei Arrhythmien die Defibrillierung von Ventrikelflimmern, geschieht dies in der Verantwortung des Arztes, und darum wird das Behandlungsprogramm von ihm aufgestellt und beaufsichtigt.

Räumlichkeiten

Patienten sollen in Einzelzimmern liegen, die so schallisoliert sind, daß man in einem Zimmer nicht hört, was im anderen geschieht. Darum sollen alle Zimmer mit Türen aber auch mit Fenstern versehen sein, so daß die Patienten von der Zentrale aus beobachtet werden. Die Zimmer sollen so gruppiert sein, daß man von der Zentrale aus alle Patienten überblicken kann.

Ausrüstung

In jedem Zimmer sollen sich Waschbecken, Sauerstoffanschluß, Abzug, ein EKG-Oszilloskop und ein Herzfrequenzanzeiger befinden, der Alarm bei zu langsamer und zu schneller Frequenz gibt. Dieser Alarm soll im Zimmer ein Licht- und in der Zentrale ein Licht- und Schallsignal geben.

In der Zentrale befindet sich ein EKG-Schreiber, der sich z. T. automatisch bei Alarm in Gang setzt, der aber auch mit der Hand eingeschaltet werden kann. EKG-Bilder aus allen Zimmern werden auf einen großen Monitor in der Zentrale übertragen.

Die beobachteten Arrhythmien will man normalerweise registrieren, aber manchmal ist ihre Dauer so kurz, daß man nicht dazu kommt, den Schreiber einzuschalten. Darum ist es wünschenswert ein Tonbandgerät oder ein Oszilloskop bereitzuhalten, das die EKG-Bilder ca. 10 sec lang speichert und wiedergibt. Außer diesen Geräten benötigt man noch als Zusatzausrüstung Defibrillator, Pacemaker, automatisches Infusionsgerät, Spritzen und Medikamente.

Nachbehandlungsstation

Im Anfang waren die Infarktstationen isolierte Einheiten, wo Patienten mit Herzinfarkt in den ersten kritischen Tagen unter Beobachtung standen, um dann auf die normale Station verlegt zu werden. Dies hatte den Nachteil, daß noch 25–50% aller Krankenhausmortalitäten beim Infarkt nach der Entlassung aus der Infarktstation eintraten. Viele dieser Todesfälle auf normalen Stationen traten plötzlich und unerwartet ein, was den Verdacht aufkommen ließ, daß die Todesursache eine Arrhythmie war. Dies führte dazu, daß man in vielen Krankenhäusern eine sogenannte Nachbehandlungsstation einrichtete, auf die die Patienten von den Infarktstationen kamen. Sogar diese Stationen rüstete man mit Geräten für EKG-Überwachung aus, hauptsächlich mit Telemetrie, d. h. Rundfunkübertragung für EKG. Mit Hilfe von solchen Telemetriegeräten können sogar Patienten in der Nachbehandlungszeit im Zusammenhang mit Mobilisierung überwacht werden.

Ein anderer nicht unwesentlicher Vorteil der Nachbehandlungsstationen liegt darin, daß die Patienten vom gleichen Personal während des ganzen Krankenhausaufenthaltes gepflegt werden, was wiederum ein größeres Geborgenheitsgefühl nach sich zieht. Sogar aus der Sicht der Krankenschwester ist es ein Vorteil, weil sie auf diese Weise eine Abwechslung in der Arbeit findet.

Entwicklung

Man kann schon jetzt die nächste Stufe in den Anstrengungen erkennen, die Mortalität beim Infarkt zu senken.

Das Lungenödem hat so viele Symptome und entwickelt sich so langsam, daß die Patienten im Allgemeinen zum Krankenhaus finden. Dagegen kommen die gefährlichen Arrhythmien normalerweise ohne jede Vorwarnung für die Patienten auf, und sie treten sicher in den ersten Stunden nach dem Infarkt auf. Darum gilt es, so schnell wie möglich jeden Patienten mit Verdacht auf Infarkt auf die Infarktstation zu bringen. Verzögerungen innerhalb des Krankenhauses sind leicht zu reduzieren. Sobald ein Patient in der Notaufnahme über Schmerzen mitten in der Brust klagt, wird er ohne weitere Anamnese und Untersuchungen direkt auf die Infarktstation eingeliefert. Die nächste Stufe wird sein, die Verzögerungen außerhalb des Krankenhauses zu reduzieren. An verschiedenen Orten im ganzen Land verstreut befinden sich besondere Infarktsanitätswagen, ausgerüstet mit notwendigen Überwachungsgeräten und bemannt mit Arzt und Krankenschwester. Diese Wagen sind in den Krankenhäusern stationiert. Diese Art von Organisation ist sehr kostspielig und wird darum hier nicht näher erläutert. Eine andere Möglichkeit, dieses Problem zu lösen, ist, innerhalb der vorhandenen Krankentransportorganisationen notwendige Verbesserungen zu machen. In den USA hat man das Krankentransportpersonal in der EKG-Deutung und Defibrillierung von Kammerflimmern mit sehr guten Ergebnissen ausgebildet. Das Personal kann in unsicheren Fällen das EKG per Telefon oder Rundfunk in die nächstgelegene Infarktstation senden und nähere Instruktionen vom Stationsarzt erhalten.

Verzögerung außerhalb des Krankenhauses Infarktsanitätswagen

Ein Patient mit erlittenem Infarkt trägt nach der Entlassung aus dem Krankenhaus ein größeres Risiko als andere, teils an einer Spätkomplikation zu sterben, teils wieder einen Infarkt zu bekommen. Große Bemühungen zielen jetzt darauf, dies zu verhindern – die Sekundärvorsorge. Gewisse Ergebnisse dieser Anstrengungen scheinen sich jetzt schon abzuzeichnen.

Arrhythmiedeutung

Grundrhytmus?

Für den nicht geübten Mann auf der Infarktstation soll immer der Grundsatz gelten, daß man jedesmal die Abweichungen des EKGs auf dem Überwachungsoszilloskop auf einem EKG-Streifen mit Hilfe der Speicherfunktionen des Systems aufzeichnet. Der Streifen wird zuerst oberflächlich betrachtet, um zuerst den Grundrhythmus der Abweichungen zu unterscheiden. Erst dann wird der Grundrhythmus exakt analysiert, was wie folgt vor sich geht:

P-Wellen

1. Gibt es P-Wellen? Oder sind es Flatter- oder Flimmerzeichen? Oder etwas anderes?

A. Wenn es P-Wellen gibt:
Ist es nur eine pro QRS-Komplex und ist der Abstand dazwischen normal?
Diagnose: Sinus- oder Vorhofrhythmus. Sind die Frequenzen < 50/min – Bradycardie, oder > 100/min – Tachycardie.

Liegt P näher an QRS als gewöhnlich (< 0,12 sec)?
Diagnose: Sinus- bzw. Vorhofrhythmus mit Präexcitation oder AV-Rhythmus.

PQ-Zeit

Liegt P etwas weiter weg von QRS als normal (> 0,22 sec)?
Diagnose: Sinus- bzw. Vorhofrhythmus mit AV-Block I.

P-QRS-Beziehung

Liegt P gleich nach QRS?
Diagnose: AV- oder Kammerrhythmus.

Gibt es mehr P als QRS mit immer gleich kurzen PQ?
Diagnose: Sinus- oder Vorhofrhythmus mit AV-Block II.

Gibt es mehr P als QRS mit ungleich kurzen PQ?
Diagnose: Sinus- oder Vorhofrhythmus mit AV-Block III und AV-Dissoziation.

Gibt es mehr QRS als P und P mit unterschiedlichem Abstand vor und nach QRS?
Diagnose: z. B. Sinusbradycardie mit AV-Rhythmus, oder Sinusrhythmus mit AV-Tachycardie, oder Sinusrhythmus mit Kammertachycardie; in allen Fällen mit AV-Dissoziation.

Flatterwellen?
Flimmerwellen?

B. Wenn man Flatterwellen vorfindet, gibt es Vorhofflattern: mit normaler oder hohen (> 100) Frequenz der Kammern. Dasselbe betrifft das Vorhofflimmern. Wenn die QRS-Frequenz beim Flimmern niedrig ist, und die Abstände zwischen allen QRS ungefähr gleich sind, liegt neben dem Flimmern auch AV-Block III mit AV- oder Kammerrhythmus mit AV-Dissoziation vor.

C. Wenn keine P-, Flatter- oder Flimmerwellen sichtbar sind, sind P von T überlagert oder in QRS versteckt. Wenn überhaupt keine P zu finden sind, lautet die Diagnose: kein Sinusrhythmus (oder Bradycardie oder sinoauriculärer Block) mit AV- oder Kammerrhythmus.

Breite QRS?

2. Sind QRS breit (> 0,10 sec) und von unterschiedlicher Art?
Diagnose: Vorhofflattern oder -flimmern mit Aberrationen oder multifocalen Kammer-Extrasystolen.

Sind QRS breit und von gleicher Art?
A. Wenn die Analyse nach 1. einen Sinus- oder Vorhofrhythmus ergab, lautet die Diagnose Schenkelblock. Mit negativen T linksseitig in der Überwachungsableitung und rechtsseitig mit positivem T.

B. Wenn die Analyse nach 1. einen AV- oder Kammerrhythmus ergab, kann es ein AV-Rhythmus mit Schenkelblock oder ein Kammerrhythmus sein. Nur ein Fusionsschlag kann die Frage eindeutig lösen – Kammerrhythmus.

Abweichung vom Grundrhythmus?

Wenn der Grundrhythmus analysiert ist, ist der nächste Schritt, Abweichungen zu studieren, und damit sind die Abweichungen gemeint, die nicht mit dem Grundrhythmus zu vereinbaren sind, z. B. sich wiederholende Unregelmäßigkeiten in den QRS-Abständen beim AV-Block II oder ständige Veränderungen beim Vorhofflimmern.

Frühzeitige QRS?

3. Zu früh auftretende QRS können supraventrikuläre Extrasystolen – SVES, VES oder „ventricular capture" – VC sein. Wenn sie nicht breiter als normal sind, sind es SVES oder VC, auch wenn ihnen eine P-Welle zur rechten Zeit vorangeht, sogar wenn sie aufgrund von Schenkelblock oder Aberration breiter als normal sind. SVES kommen vor allem beim Sinusrhythmus und VC beim AV- oder Kammerrhythmus vor. VES werden oft dadurch gekennzeichnet, daß sie von der sogenannten kompensatorischen Pause gefolgt werden.

Verspätete QRS?

4. Zu späte QRS können durch Sinusstop – eine Periode ganz ohne P – oder durch sinoauriculären Block – einer Periode mit Ausfall von z. B. jeder zweiten P-Welle – bedingt sein. Diese Perioden werden manchmal mit einem AV-Knoten- oder ventrikulären Ersatzschlag beendet.

Es soll hier wieder betont werden, daß diese Abhandlung der Deutung gleichzeitig sehr allgemein und unvollständig gehalten ist. Weiter muß unterstrichen werden, daß bei vielen Arrhythmien alternative EKG-Deutungen vorliegen, welche erst auf folgenden Seiten bei der Besprechung von EKG-Beispielen behandelt werden.

EKG-Beispiele zur Deutung

Auf den darauffolgenden Seiten folgt eine Reihe von EKG-Beispielen. In den Beispielen findet man 1 sec als Zeit eingetragen. Besprechungen jeweils auf der Rückseite.

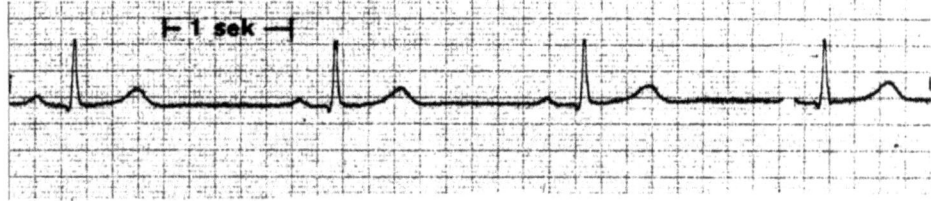

Beispiel 1

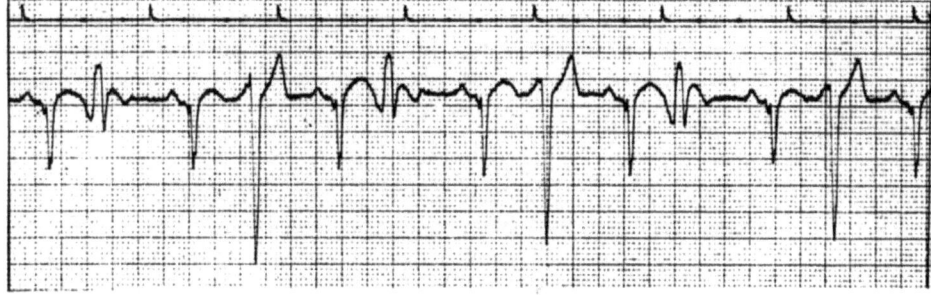

Beispiel 2

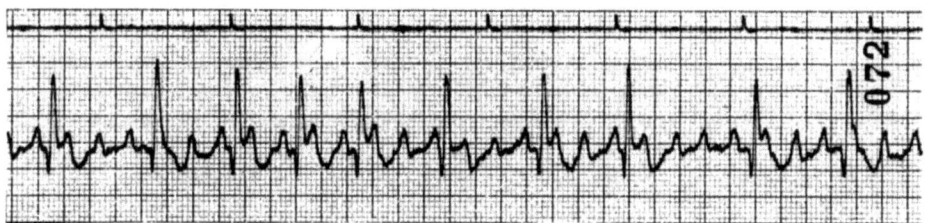

Beispiel 3

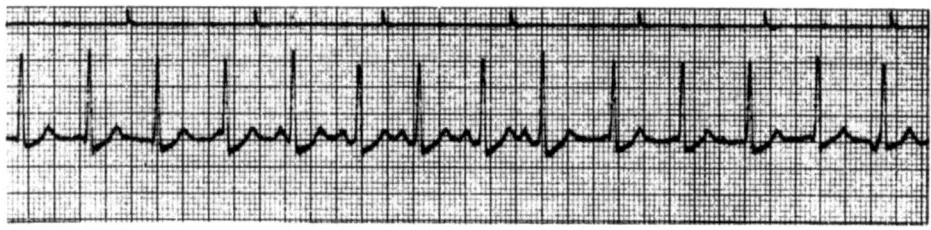

Beispiel 4

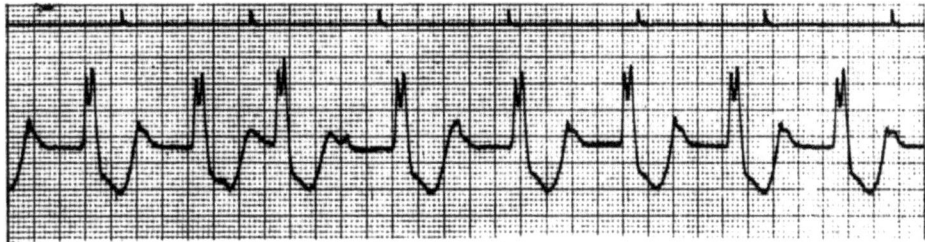

Beispiel 5

Beispiel 1: **Sinusbradycardie.** Regelmäßiger Sinusrhythmus, F = 31/min – folglich Sinusbradycardie.

Beispiel 2: **Sinustachycardie mit multifokalen VES.** Der Grundrhythmus beinhaltet schmale QRS-Komplexe mit einer P-Welle, die im normalen Abstand vorangeht, Frequenz ca. 105/min – folglich Tachycardie. Dieser Rhythmus wird von vorzeitigen und zu breiten QRS von wechselweise zwei verschiedenen Konfigurationen und ohne vorausgehenden P unterbrochen – also multifokale VES in Zwillingsstellung.

Beispiel 3: **Vorhofflattern mit unterschiedlicher Blockierung.** Flatterwellen mit einer Frequenz von ca. 250/min werden wahrgenommen. Zwischen jedem QRS-Komplex sieht man zwischen 2 und 4 Wellen – folglich wechselnde Blockierung 2:1-, 3:1-, 4:1-Block. Achtung! Die PQ-Zeiten sind wie oft beim Flattern unterschiedlich groß.

Beispiel 4: **Sinus- und AV-Tachycardie mit AV-Dissoziation.** Zwei Rhythmen können gesehen werden. Die 5 ersten Komplexe haben einen Impulsgeber im AV-Knoten mit einer Frequenz von 115/min. Direkt vor dem 4. und 5. Komplex kommen P-Wellen vor. Dieser Sinusrhythmus steigert seine Frequenz (125/min) und übernimmt die vier folgenden Schläge, die durch die Kammeraktivierung ausgelöst wurden – „ventricular capture". Anschließend nimmt die Sinusfrequenz wieder ab. Der AV-Rhythmus kommt wieder und die P-Wellen verschwinden in den QRS-Komplexen.

Beispiel 5: **Sinusrhythmus mit AV-Block I und Schenkelblock.** P-Wellen können in jeder T-Welle gesehen werden, Frequenz 70/min. Die PQ-Zeit beträgt 0,4 sec. Die QRS-Komplexe sind zu breit. Der QRS-Komplex Nr. 3 kommt früher als erwartet und ihm geht eine zu zeitige P-Welle voraus, sogar mit einer langen Überleitungszeit – also SVES mit AV-Block I. Der Grundrhythmus ist ein Sinusrhythmus mit AV-Block I und Schenkelblock.

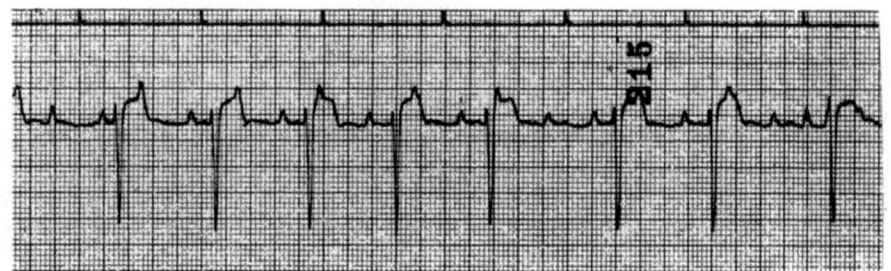

Beispiel 6

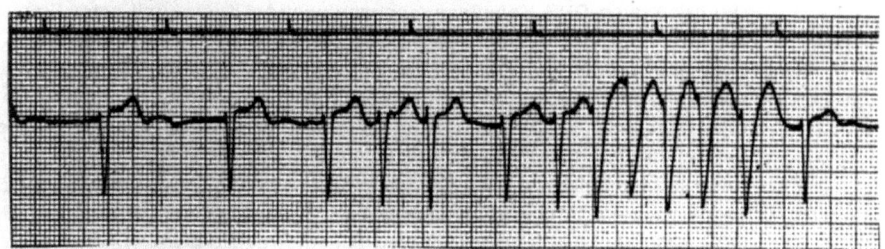

Beispiel 7

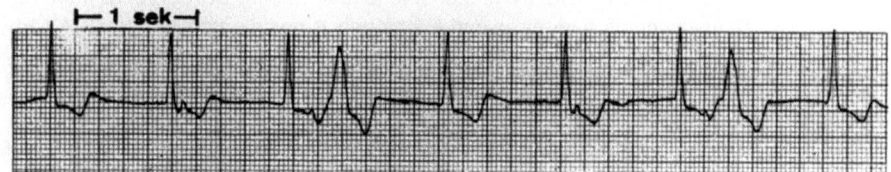

Beispiel 8

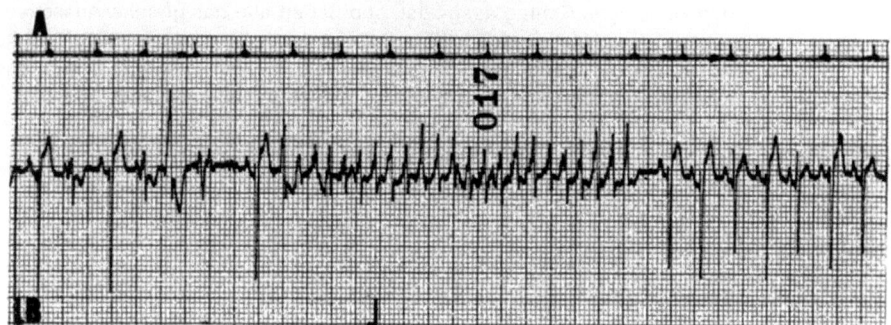

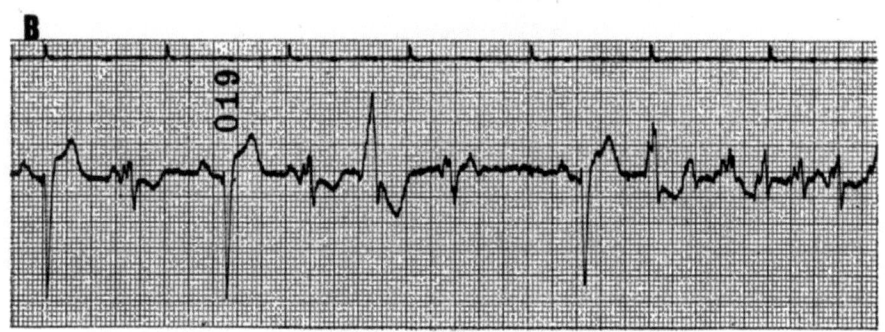

(B ist ein Teil von A, aber mit höherer Papiergeschwindigkeit aufgezeichnet.)

Beispiel 9

Beispiel 6: **Vorhoftachycardie mit AV-Block II.** P-Wellen-Frequenz ca. 160/min, leicht unregelmäßig – also Vorhoftachycardie. Nur jeder 2. oder 3. P-Welle folgt ein QRS-Komplex – folglich AV-Block II. Diese Rhythmusstörung soll den Verdacht auf Digitalisüberdosierung erwecken.

Beispiel 7: **Vorhofflimmern mit unterschiedlicher Kammerfrequenz und Aberrationen.** Keine P-Wellen zu erkennen, dafür aber eine gewellte Basislinie wie beim Vorhofflimmern. Wenn die Kammerfrequenz sich gegen Ende der Aufzeichnung dem Betrag von 200/min nähert, wird der QRS-Komplex breit, hat aber in den ersten mm das gleiche Aussehen wie vorher. Folglich Aberrationen.

Beispiel 8: **Sinus- und AV-Rhythmus mit AV-Dissoziation. „Ventricular capture" mit Aberration.** Die drei ersten QRS-Komplexe stammen vom AV-Knoten mit einer Frequenz von 62/min. P-Wellen sind frühzeitig nach dem 2. und etwas später nach dem 3. QRS-Komplex mit einer Frequenz von 56/min sichtbar. Der 4. QRS-Komplex ist verbreitert und von P unabhängig – folglich „ventricular capture" mit Aberration im AV-Rhythmus. Alternative und wahrscheinlichere Deutung: **AV-Rhythmus mit VA-Block vom Wenckebach-Typ und sog. reziprokem Schlag.** Die schmalen QRS-Komplexe folgen nicht den P-Wellen – kommen also vom AV-Knoten. Sie folgen also mit einem zunehmenden Abstand von P – folglich VA-Block von Wenckebach-Typ. Wenn P nach einem ausreichenden Abstand von QRS kommt, folgt ein verbreitertes QRS – ein supraventrikulärer Schlag mit Aberration. Wenn wir hier z. B. ein Knotenimpulsgeber teils mit einem P, teils mit nachfolgendem QRS entsteht, spricht man von einem Echo- bzw. reziproken Schlag. Um zu entscheiden, welche dieser beiden Deutungen richtig ist, sollte man die Extremitätenableitungen haben. Dort erkennt man, daß es sich um einen Sinusrhythmus handelt, wenn P in I und II positiv, und um einen AV-Rhythmus, wenn P in II und III negativ ist.

Beispiel 9: **Multifokale VES. Kammertachycardie.** In A sieht man einen Grundrhythmus mit schmalen QRS-Komplexen, die jeweils einer P-Welle folgen (Nr. 1, 3, 7, und die letzten sieben). Dieser Grundrhythmus wird teils im Anfang durch mehrere zu zeitige und verbreitete QRS, teils von einer Tachycardie-Periode mit breiten QRS unterbrochen. QRS Nr. 2, 4, und 6 sind durch einen zu zeitigen Schlag ausgelöst, und haben alle das gleiche Aussehen. Nr. 6 folgt keiner P-Welle. Damit ist dies eine VES und somit die anderen auch. QRS Nr. 5 kommt auch zu früh und man findet ebenfalls keine P-Welle davor – also multifokale VES. Die folgende Tachycardie hat gleiches QRS-Aussehen wie die VES des vorliegenden Typs – folglich eine Kammertachycardie.

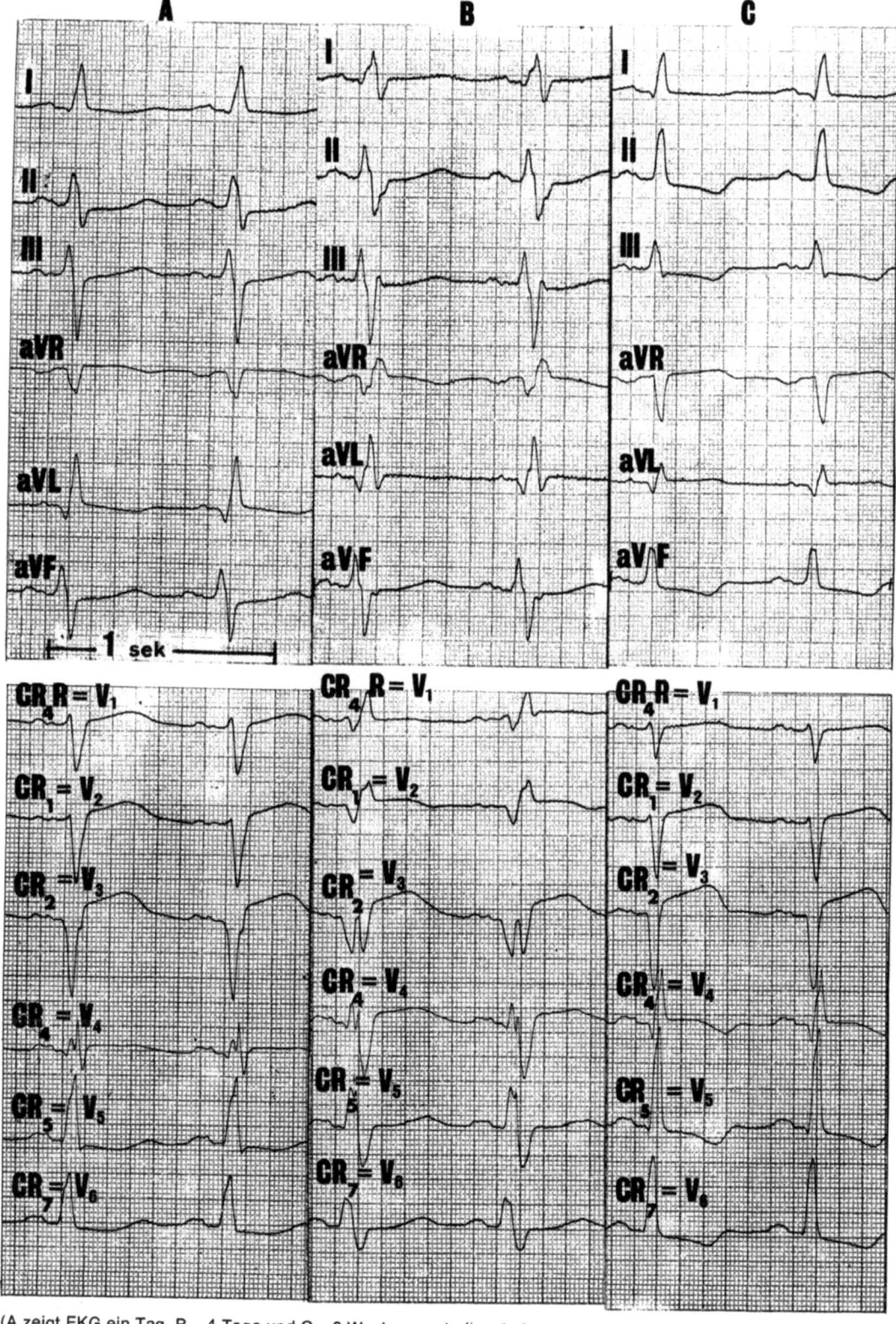

(A zeigt EKG ein Tag, B – 4 Tage und C – 3 Wochen nach dem Auftreten eines Herzinfaktes).

Beispiel 10

Beispiel 10: **Wechselnder Schenkelblock beim gleichen Patienten unter Infarktverlauf.** A zeigt Zeichen für den Vorderwandinfarkt. Der QRS-Komplex ist nicht verbreitert und in Ableitungen II und III sieht man kein Q, dafür aber ein tiefes S – folglich linksanteriorer Hemiblock. In B sind QRS-Komplexe breiter (0,14 sec) und ein breites S ist in Ableitung I hinzugekommen. Daraus folgt, daß es sich um eine Kombination von Rechtsschenkelblock und linksanteriorem Hemiblock handelt. In C sind diese Veränderungen verschwunden und man sieht nur noch Zeichen für den Vorderwandinfarkt.

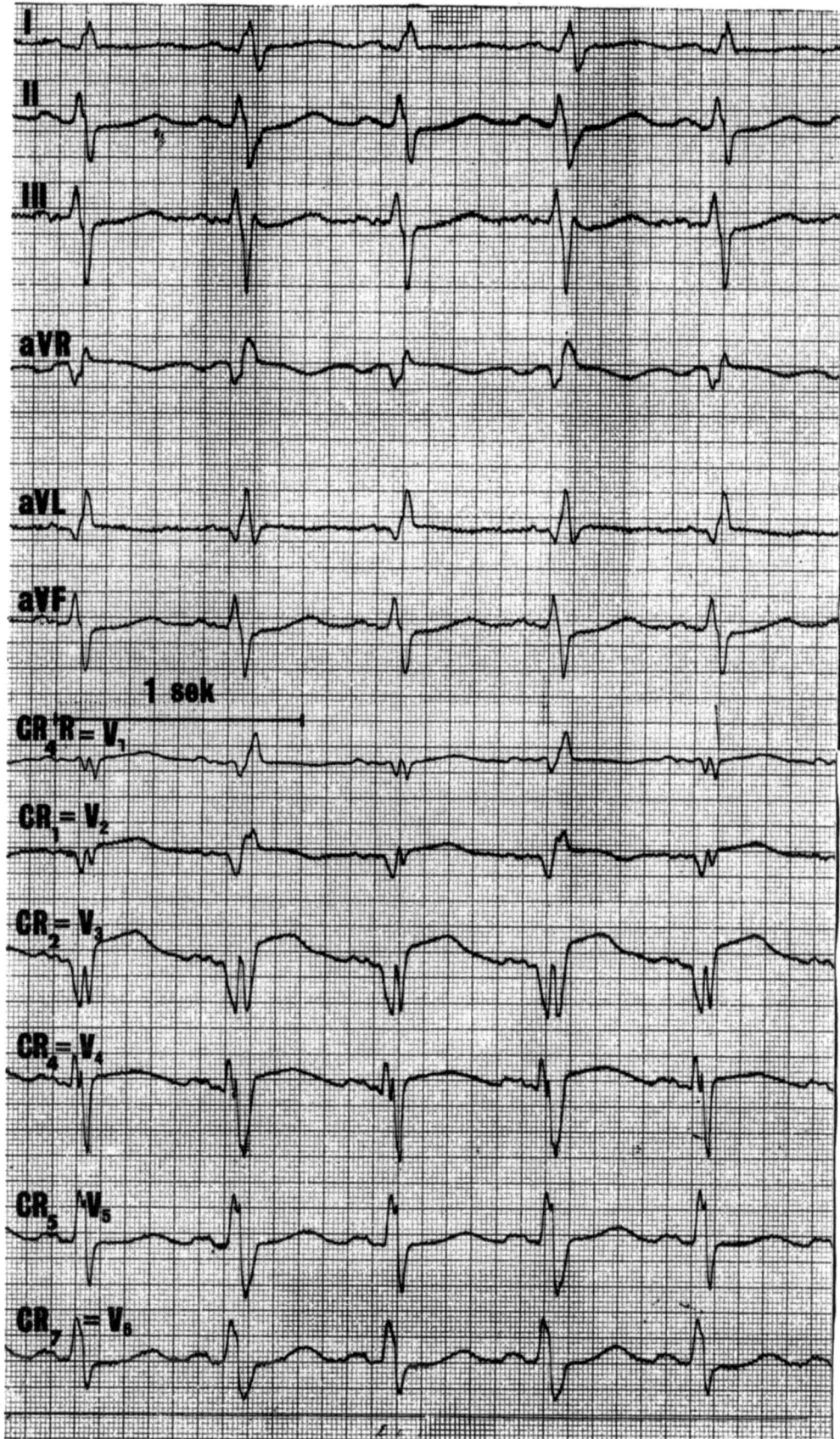

Beispiel 11

Beispiel 11: **Linksanteriorer Hemiblock mit gleichzeitigem Rechtsschenkelblock.** 1., 3. und 5. QRS-Komplex ist nicht verbreitert und hat in der Ableitung I, II und III kein Q, dafür aber ein tiefes S – folglich linksanteriorer Hemiblock. Der 2. und 4. Komplex zeigt dagegen eine Verbreiterung von QRS mit einer S-Zacke in der Ableitung I. Also konstanter Block im vorderen Ast, dagegen in jedem zweiten QRS-Komplex Block des rechten Schenkels.

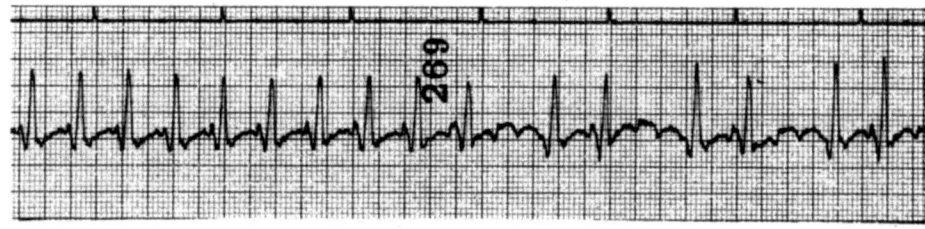

Beispiel 12

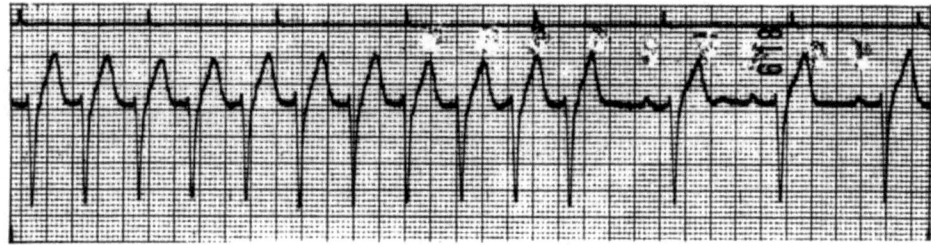

Beispiel 13

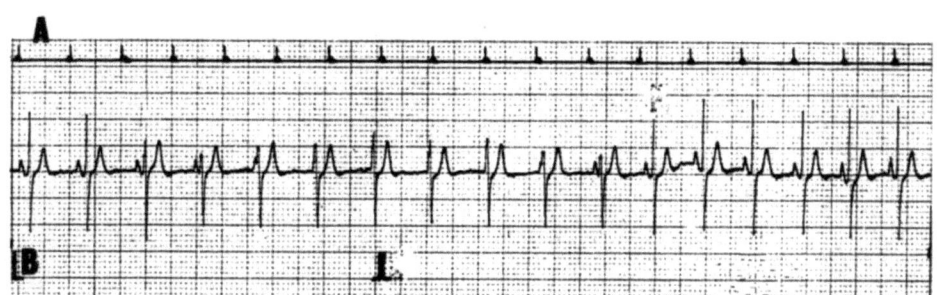

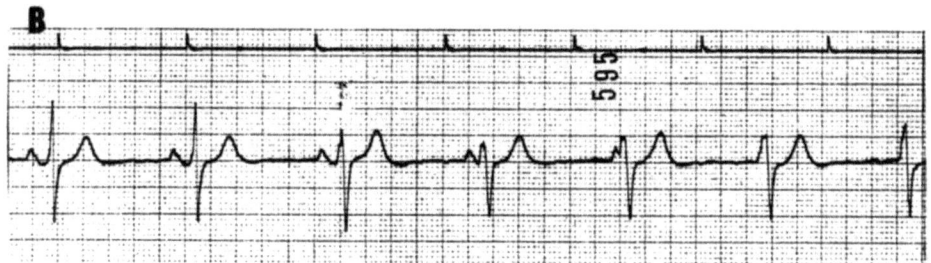

Beispiel 14

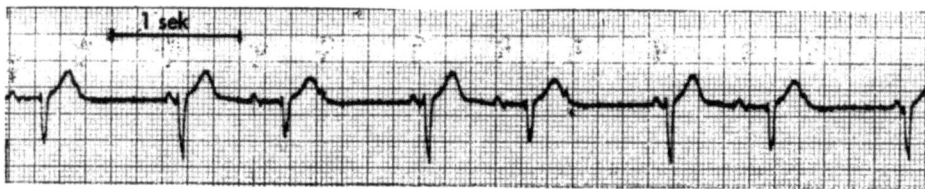

Beispiel 15

Beispiel 12: **Flattern mit sich steigernder Blockierung.** Der erste Teil der Aufzeichnung zeigt eine Kammerfrequenz von 160/min. Gegen Ende der Aufzeichnung sieht man einen längeren R-R-Abstand und Flatterwellen mit einer Frequenz von 320/min. Zuerst also 2:1-Block, zuletzt dagegen 4:1. Dieses Ergebnis bekommt man mit Carotisdruck, Digitalis, Verapamil und Beta-Blockern.

Beispiel 13: **Vorhoftachycardie, teilweise mit 2:1-Block.** Schmale QRS-Komplexe. Die Frequenz von 140/min am Anfang der Aufzeichnung geht gegen Ende bis auf die Hälfte zurück und vor jedem QRS kommt eine P-Welle zum Vorschein. Immer sieht man eine Deformation von T-Wellen in der Mitte zwischen zwei P. Folglich Vorhoftachycardie mit zuerst 1:1-Überleitung und dann 2:1-Block.

Beispiel 14: **Sinus- und AV-Rhythmus mit AV-Dissoziation.** P-Wellen wandern ein und aus an den QRS-Komplexen, gleichzeitig ändern sie ihre Form ohne breiter zu werden. Der Sinusrhythmus wird folglich alle 10 sec vom AV-Rhythmus übernommen, was zu AV-Dissoziation führt.

Beispiel 15: **AV-Block II. SA-Block II vom Wenckebach-Typ.** Nur jede dritte P-Welle leitet über. QRS-Komplexe 2, 4, 6, 8 werden vom AV-Rhythmus ausgelöst. Dabei liegt eine P-Arrhythmie vor: nach z. B. dem dritten P-P-Intervall folgt zuerst ein kürzeres und darauf ein längeres Intervall, das für das Wenckebach-Phänomen charakteristisch ist. Also SA-Block vom Wenckebach-Typ mit einer ausgebliebenen P-Welle im längsten P-P-Intervall.

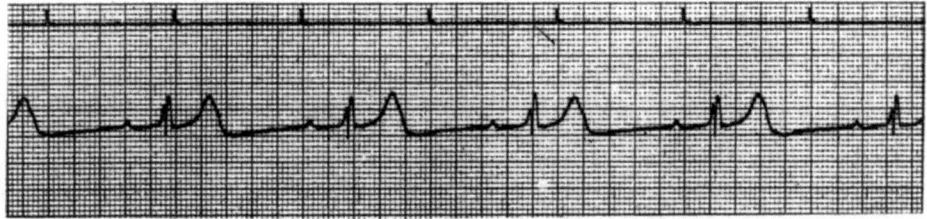

Beispiel 16

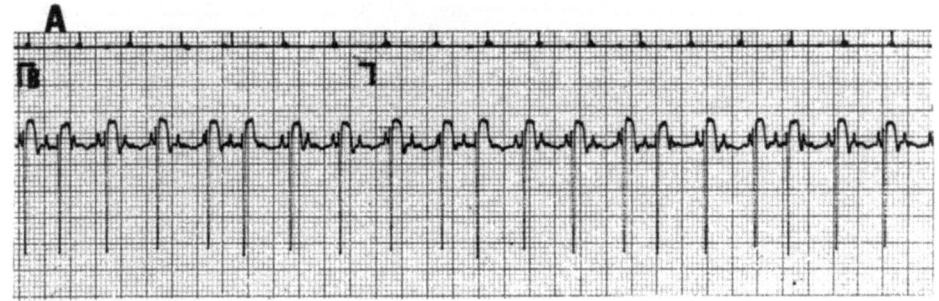

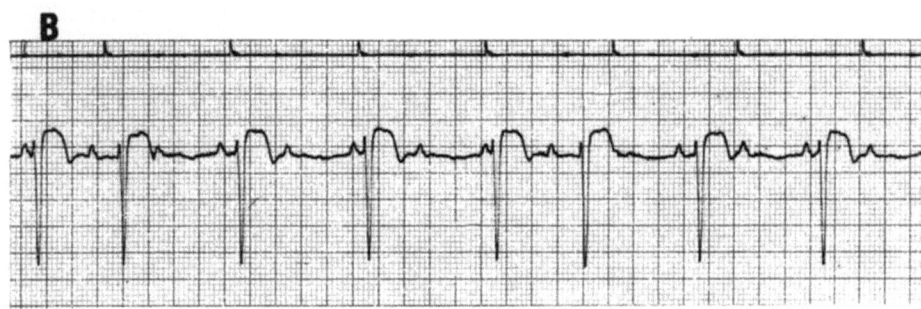

Beispiel 17

Beispiel 16: **Sinusrhythmus mit AV-Block II, 2:1.** In Erscheinung tritt eine Sinusbradycardie – ca. 40/min – mit AV-Block I (PQ-Zeit – 0,24 sec). Bei näherer Prüfung findet man dazwischen eine leichte Deformierung der absteigenden Schenkel der T-Wellen, die in der Mitte zwischen zwei P-Wellen liegen, und von einer blockierten P-Welle verursacht werden. P-Frequenz ca. 80/min – also Sinusrhythmus mit AV-Block II, 2:1.

Beispiel 17: **Sinus- und Vorhoftachycardie mit AV-Block II und AV-Ersatzrhythmus.** Übersichtsaufzeichnung A zeigt eine P-Frequenz von ca. 120/min und eine QRS-Frequenz von ca. 60/min – folglich Sinus- bzw. Vorhoftachycardie mit AV-Block II. Fünf R-R-Intervalle sind kürzer als die übrigen und enden mit einem einzigen QRS-Komplex, der einer P-Welle mit einem normalen Abstand folgt. Die übrigen QRS-Komplexe werden also nicht vom Vorhof übergeleitet, ohne einen AV-Ersatzrhythmus auszulösen.

If you have any concerns about our products,
you can contact us on
ProductSafety@springernature.com

In case Publisher is established outside the EU,
the EU authorized representative is:
Springer Nature Customer Service Center GmbH
Europaplatz 3, 69115 Heidelberg, Germany

Printed by Libri Plureos GmbH
in Hamburg, Germany